改めて症例から考える

高齢者の自動車運転

— 基礎・臨床・リハビリテーション —

堀川悦夫
福岡国際医療福祉大学医療学部視能訓練学科 教授

朝田　隆
メモリークリニックお茶の水 理事長・院長

中外医学社

● 執筆者 (執筆順)

苧阪 直行	京都大学名誉教授 / 日本学士院会員
岡本 努	元警察庁交通局 運転免許課高齢運転者等支援室長
小菅 英恵	交通事故総合分析センター 研究部研究第一課 主任研究員
光武 翼	佐賀大学医学部附属病院 臨床研究センター 特任准教授
柊 幸伸	国際医療福祉大学保健医療学部理学療法学科 教授
朝田 隆	メモリークリニックお茶の水 理事長・院長
潮井川 修一	福岡国際医療福祉大学医療学部 視能訓練学科 助教
吉冨 健志	福岡国際医療福祉大学医療学部 視能訓練学科 教授
國松 志保	西葛西・井上眼科病院 副院長
岡村 信行	東北医科薬科大学医学部 薬理学教室 教授
中村 正帆	岩手医科大学薬理学講座 病態制御学分野 教授
井手 芳彦	佐世保中央病院 認知症疾患医療センター 顧問
安藤 志穂里	札樽病院 リハビリテーション科 部長
堀川 悦夫	福岡国際医療福祉大学 視能訓練学科 教授 / 佐賀大学脳神経内科 客員研究員
渡邉 修	東京慈恵会医科大学附属第三病院 リハビリテーション科 教授
一杉 正仁	滋賀医科大学社会医学講座 法医学部門 教授
岩城 直幸	水原自動車学校 副校長
井手 將文	熊本高等専門学校 地域協働プロジェクトセンター 特命教授
川島 正輝	カワシマオートウイング 代表
中根 裕	特定非営利活動法人全国移動サービスネットワーク 理事長
岩井 智子	福岡国際医療福祉大学医療学部 技術補佐員(医療通訳サポーター)

序

　もの忘れ外来などにおいて対象者の方の移動方法をうかがうと，自動車運転を継続している，あるいは，最近，免許を返納したという方がかなりを占めている．道路交通法において認知症などをはじめとする運転免許の欠格事由が規定され，該当する疾患の診断に至れば，患者の運転断念が必要となる．一方，治療可能な疾患による認知機能低下や脳卒中後遺症の回復期，そして軽度認知機能低下（MCI）が疑われる患者などに対して，半年後を単位とする経過観察後に運転可否判断が再実施される場合も多い．経過観察のケースにおいては，運転可否判断に悩む例も少なくない．

　このように臨床実践において運転可否判断は一つのキーポイントであるが，通常の診療時に行われる検査，脳画像検査等に加えて自動車運転と密接に関わると考えられる神経心理検査，そして可能な施設であれば運転シミュレータ検査や実車運転評価等を総合的に行っても，運転可否判断は容易ではない．医療現場で実施可能な検査と交通事故の予測性に関するエビデンスがかなり限られ，運転可否判断の定番と言える手法も未整備と言わざるを得ない．

　医療現場における運転可否判断，その結果としての運転期間延伸や運転断念後の継続的な移動支援によるライフロングモビリティの実現が必要であり，モビリティ支援が患者諸氏の健康行動維持，そして QOL の維持向上に密接に関連している．

　本書の構成は，まず，運転可否判断で依拠すべき基礎的知見を概括していただいた領域であり，加齢とワーキングメモリー，交通事故データベース，服薬の影響，警察庁交通局の見解などについてまとめていただいた．第 2 の領域は，臨床の先生方に，診断・治療そして運転可否を容易に判断できなかった例をご紹介いただき，同様の症例に遭遇された場合のご参考にしていただきたいと考えた領域である．さらに第 3 の領域として，運転期間延伸のための車両改造や，運転断念後の移施支援などについて専門の先生方にご見解を示していただいた．Maas やライドシェアの実現も必要であるが，臨床においては目前の患者や家族のモビリティ支援の実施が急務である．

　本書の編纂の過程で，中外医学社編集部，特に最もご担当いただいた桂様にはお力をいただき感謝申し上げます．また，分担執筆を頂いた先生方には刊行まで

日数を要する中で，度重なる推敲や情報のアップデートに最後までご腐心いただきましたこと，深く御礼申し上げます．

　本書が何らかの形で高齢者の運転可否判断，モビリティ支援，そして健康行動の維持向上につながれば幸いである．

2024年7月

堀 川 悦 夫
朝 田 　 隆

目　次

1 加齢とワーキングメモリ 〈苧阪直行〉 1
1. ワーキングメモリとは？ ………………………………………………… 1
2. 空間と言語のワーキングメモリ ………………………………………… 3
3. 高齢者のワーキングメモリ ……………………………………………… 4
4. 前頭葉とワーキングメモリ ……………………………………………… 5

2 高齢運転者対策の現状と課題
（令和2年道路交通法改正を踏まえて）………………〈岡本　努〉 10
1. 高齢運転者による交通事故の発生状況 ………………………………… 10
2. 高齢運転者対策の現状 …………………………………………………… 10
3. 高齢運転者対策の課題 …………………………………………………… 15

3 交通事故統計データからみた高齢運転者の
交通事故の実態と解釈 …………………………………〈小菅英恵〉 18
1. 分析方法 …………………………………………………………………… 18
2. 事故内容別事故当事者率の年齢層間比較 ……………………………… 21
3. 当事者別運転者死亡重傷率の年齢層間比較 …………………………… 22
4. 考察：高齢運転者の交通事故の危険性とは …………………………… 24

4 自動車運転にかかわる高齢者の身体機能
…………………………………………〈光武　翼, 柊　幸伸〉 26
1. 高齢者の身体機能 ………………………………………………………… 26
2. 自動車運転にかかわる運動学的要因 …………………………………… 29
3. 自動車運転にかかわる身体機能 ………………………………………… 32

5 認知症, 軽度認知機能低下と運転 ……………〈朝田　隆〉 40
1. 運転をやめるべきタイミング …………………………………………… 40
2. 認知症者の運転事故の疫学 ……………………………………………… 42
3. 運転に関与する脳領域 …………………………………………………… 44

    4. 運転技能と脳機能の関係 …………………………………… 45
    5. 認知症者の危険運転の予測因子 …………………………… 45
    6. 運転を止めてもらう ………………………………………… 48
    7. 医師による運転を止めるためのアドバイス ……………… 48

6 自動車運転と高齢者の視機能① 〔検査編〕
　　………………………………………〈潮井川修一，吉冨健志〉52
    1. 高齢者の交通事故 …………………………………………… 52
    2. ヒトの視覚情報処理　—ものが見える仕組み— ………… 52
    3. 運転に関連する視機能とその評価 ………………………… 53

7 自動車運転と高齢者の視機能② 〔疾患編〕
　　………………………………………………………〈國松志保〉61
    1. 視覚障害と運転免許 ………………………………………… 61
    2. 加齢と視野障害 ……………………………………………… 61
    3. 視野障害と自動車事故 ……………………………………… 62
    4. ドライビングシュミレータを用いた検討 ………………… 63
    5. 高齢ドライバーの自動車運転を考えるにあたって注意すべき点 … 64

8 薬効と運転 …………………………〈岡村信行，中村正帆〉69
    1. 自動車運転に影響する可能性のある薬物 ………………… 69
    2. 薬物相互作用の問題 ………………………………………… 76

9 医療現場における運転断念勧告とその後の経緯
　　……………………………………………………〈井手芳彦〉80
    1. はじめに ……………………………………………………… 80
    2. 認知症診断直後に患者や家族に伝えるべきこと ………… 80
    3. どの程度の割合で免許を自主的に返納するのか ………… 81
    4. 免許返納で患者本人・家族が困ること，運転に際して注意していること
    　 ………………………………………………………………… 81
    5. 免許返納率は年齢と関係するのか ………………………… 84
    6. 自主返納率は認知症の程度と関連するのか ……………… 84
    7. 実際の事例を紹介する ……………………………………… 87
    8. 免許を返納した人への支援 ………………………………… 88

10 脳卒中後遺症患者の運転再開における神経心理学的検査の活用 〈安藤志穂里〉 90

1. 標準失語症検査（SLTA），WAB失語症検査日本語版 92
2. BIT行動性無視検査日本版（BIT） 92
3. Wechsler成人用知能検査（WAIS） 93
4. 脳卒中ドライバーのスクリーニング評価日本版（J-SDSA） 94
5. Trail Making Test（TMT），Trail Making Test日本版（TMT-J） 94
6. Rey-Osterriethの複雑図形検査（ROCFT） 95
7. コース立方体組み合わせテスト（Kohs Block Design Test） 95
8. レーヴン色彩マトリックス検査（RCPM） 95
9. 標準注意検査法（CAT） 96
10. Wechsler Memory Scale-Revised（WMS-R） 96
11. 日本版RBMTリバーミード行動記憶検査（RBMT） 96
12. Frontal Assessment Battery（FAB） 97
13. 日本版BADS遂行機能障害症候群の行動評価（BADS） 97
14. Mini-Mental State Examination（MMSE） 97
15. 改訂長谷川式認知症スケール（HDS-R） 97
16. Montreal Cognitive Assessment（MoCA），Japanese version of Montreal Cognitive Assessment（MoCA-J） 97

11 運転期間延伸の諸方策の検討
―運転リハビリテーションを中心に― 〈堀川悦夫〉 108

1. 組織 108
2. 対象となる疾患 109
3. 主な手法や範囲 110
4. 支援の具体例 110
5. 広範な組織との連携 114
6. 高齢者や医療的ケアを必要とする方のための運転リハビリテーション 115
7. 車両改造 116
8. 活動の支援体制と研修制度の充実 116
9. 倫理綱要の策定 117
10. 結語 117

12 脳血管障害からの運転再開の判断基準 〈渡邉　修〉119
1. 脳梗塞・脳出血・くも膜下出血の運転能力を阻害するメカニズム …… 119
2. 運転を阻害する高齢者特有の問題 …………………………………… 120
3. 当院における自動車運転能力評価 …………………………………… 121

13 職業運転者の運転可否判断と復職支援 〈一杉正仁〉129
1. 疾病がある人の復職 …………………………………………………… 129
2. 職業運転者の職場環境 ………………………………………………… 130
3. 疾病患者と復職 ………………………………………………………… 130
4. 自動車運転再開に影響する要因 ……………………………………… 131
5. 職業運転への復帰を考えるうえで必要なこと ……………………… 132
6. 職業運転者の復職を判断する際に行うべきこと …………………… 134
7. 事業所が躊躇する点 …………………………………………………… 136

14 指定自動車教習所が高次脳機能障害者に対して実施可能な指導と評価の分析法 〈岩城直幸〉138
1. 高次脳機能障害者の運転再開を検討する上で留意すべき点 ……… 138
2. 高次脳機能障害者の運転再開に向けた評価の方法 ………………… 139
3. 実車指導の方法 ………………………………………………………… 141
4. 高次脳機能障害者の運転再開に向けた評価の分析法 ……………… 143

15 運転再開に有効な車両改造の例
〈井手將文, 川島正輝, 堀川悦夫〉150
1. 運転補助装置 …………………………………………………………… 150
2. 運転者の乗降支援装置および姿勢保持具 …………………………… 156
3. 車いすの搬入出装置 …………………………………………………… 156
4. 安全運転サポート車をはじめとする運転支援システムとの併用 … 157

16 自動車運転にかかわる社会制度 〈中根　裕〉160
1. 自家用自動車を活用した運送形態の仕組み ………………………… 162
2. 公共交通機関と地域の移動ニーズとの乖離と自助・互助の運送形態の推進 ……………………………………………………………… 166

17 脳卒中，認知症など運転可否判断が要求される疾患に関する規制と国際比較

〈岩井智子，堀川悦夫〉170

1. 認知症および/または認知機能に影響を及ぼす何らかの器質性症候群 ……………………………………………………………… 170
2. てんかん・発作 …………………………………………………… 172
3. 神経発達障害（注意欠如多動症，自閉スペクトラム症） ………… 176
4. 脳卒中，一過性脳虚血発作（TIA），および中心静脈血栓症
   （一過性黒内障，網膜動脈閉塞症を含む） ………………………… 178
5. 最低視力基準，視野，白内障，単眼視，視野障害，複視，夜盲症，色覚異常，眼瞼痙攣，眼振 …………………………………………… 182

索引 ………… 193

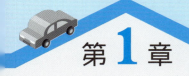

第1章
加齢とワーキングメモリ

1. ワーキングメモリとは？

　記憶には知識を蓄える宣言的記憶，運動などの技能をおぼえる手続き記憶，自分の経験を記憶するエピソード記憶などがあるが，いずれも長期記憶でありワーキングメモリ（working memory）のような短期の記憶ではない．車の運転は，知覚，とくに視聴覚から得た情報を刻々と自己の身体技能を通してハンドルやブレーキを適切に制御する技能である．したがって，迅速的確な操作に向けて，知覚と短い記憶であるワーキングメモリを介して身体技能を制御せねばならない．車に乗った瞬間に，車は運転者自身の身体の延長となり，自己の分身となるが，その制御には外界の的確な認知とワーキングメモリを介したしなやかなハンドルさばきとブレーキ操作が必要である．

　ワーキングメモリは「脳のメモ帳」などとよばれ，注意の働きを介して，短い間，情報を保持し，かつそれを操作することができる[1,2]．たとえば，繰り上がりのある暗算をする場合，計算という操作と繰り上がり情報の保持という二重の課題を同時的に行う必要があり，操作（処理）と保持の双方に注意の配分がいる．

　運転して，目的地に到達するには，注意に導かれて，保持と操作（処理）が自転車の両輪のように協調して動く必要がある 図1 ．適切な容量の情報の保持とそれに見合った操作（処理）が運転者を目標に導く． 図1 のようにワーキングメモリを自転車になぞらえると，到達すべき目標（目的地）があり，そこに至るには操作と保持という両輪がバランスよく働くことと，運転者が無事に目的地に着

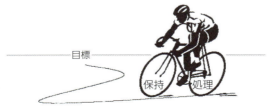

図1　ワーキングメモリにおける保持と操作（処理）の協調

くようにハンドルやブレーキの適切な制御をすることが必要である．ただし，運転者が担うことができるワーキングメモリ容量には厳しい制約がある．無理して新たな情報を加えようとすると，すでに保持していた情報が失われるなどの，いわばもの忘れに似たオーバーフローの現象が起こる．

日常生活では多重課題（マルチタスク）をこなすことも多く，保持と操作をバランスよく担うワーキングメモリの役割は大きい．また操作の順序も重要で，あわててブレーキの代わりにアクセルを踏んでしまうと事故につながる．ワーキングメモリというメモ帳は高齢者の場合，個人差は大きいもののその容量は青年期と比べて減少していることが多い．青年期の健常成人であっても，一度に保持しておくことができる意味のある情報の容量は厳しく制約されている．例えば，二重課題のもとで言語性ワーキングメモリのテスト（リーディングスパンテスト）を行うと，保持できる単語は平均3語程度に過ぎないことがわかっている[3,4]．このように，ワーキングメモリには厳しい容量制約があるが，これは注意資源に制約があることに原因がある．ワーキングメモリのモデルとしてマルチコンポーネントモデルがある 図2 ．

図2 のように，ワーキングメモリは視覚・空間的スケッチパッド（以下，空間性ワーキングメモリと略），音韻ループ（以下，言語性ワーキングメモリと略）とエピソードバッファ（長期記憶）の3つの従属システムを中央実行系（注意配分を実行するシステム）が制御するとされる[5]．運転では，中央実行系は空間（運転時のオプティカルフローやナビ用地図の認知など）や言語（道路標識や音声ナビによる地図の認知など）の情報にその都度重要性に応じて注意の配分を行い，統合（バインディング）の機能を担う．エピソードバッファは経験や知識などと結びついたシステムであるとされる．

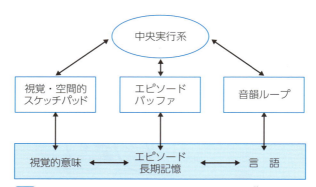

図2 マルチコンポーネントモデル（Baddeley, 2000[5]）

2. 空間と言語のワーキングメモリ

　会話をはじめ，多くの社会性活動が滑らかに進行するにはワーキングメモリは必須であり，他者との協調行動や適応的行動に問題が生じるのもワーキングメモリの機能低下によることが多い．記憶の容量で比較してみると，意味のない数字をおぼえる短期記憶（携帯電話の番号など）ではマジカルナンバー7±2（5から9桁）で示される容量の制約がある[6]．一方，意味のある情報をおぼえるワーキングメモリでも3±1程度の厳しい制約がある[7]．ワーキングメモリは社会環境への順応を可能にするとともに，記憶システムの調整役としていわば近い過去と近未来を接続する働きをもつ．また，ワーキングメモリはメタ記憶として自己モニターの働きをもつ記憶でもある．メタ記憶とは記憶が記憶をモニターすることで，近頃自分は物忘れが多いと自覚することもメタ記憶の働きによる．

　ワーキングメモリは，毎日をスムーズに過ごすのに欠かせない心的機能である．例えば人や物の名前が出てこなかったり，行為をし忘れたりする経験は，ワーキングメモリの負荷が一時的にオーバーフローしたり，あるいは何らかの理由で注意が他に向いたりした場合に生じることが多い．

　運転の場合，ナビシステムが出現する以前は，知らない街を運転する場合，空間性ワーキングメモリによって我々は，街路に沿ったランドマークなどの学習の蓄積で街路マップを形成した．しかし，ナビ普及後はナビマップの指示に従うことで学習の必要性が減じた結果，人間固有の地理的見当識の能力が減衰するという結果になった．ナビのない時代，市街地の路地まで精通したロンドンのタクシードライバーの脳では，前頭葉とつながる海馬の体積が通常人より大きいことが脳イメージングの研究で報告されている[8]．まだ，動物実験のデータではあるが，海馬近傍の嗅内皮質では，場所細胞がグリッド状に並び，空間をマッピングし地図を創る仕組みがあることも発見されている[9]．人間の場合，アルツハイマー病などによる海馬萎縮が空間認識の障害をもたらし，徘徊行動を生むという多くのデータとも符合する．目的をもって手掛かりを得ながら空間を移動することで海馬とその近接領域に空間地図が形成されることの重要性がうかがわれる．海馬のマップは前頭葉の空間性ワーキングメモリや，頭頂葉の注意の制御システムともネットワークで結ばれ，人間の空間行動と密接に結びついている点で安全運転と密接にかかわっている．一方，言語性のワーキングメモリについては，交通標識の認知や音声によるナビ誘導があげられる．例えば，次の交差点で右に曲がれ，その先は左に折れるといったナビ情報も空間情報をドライバーに与えるが，その先3つ程度の曲がり角情報の保持がワーキングメモリのリミットで，それ以上は

ワーキングメモリからはみ出てしまうことが多く運転に混乱を与える可能性がある．つまり，マップの統合がうまくゆかないのである．さらに，複雑すぎるルート表示マップや注意喚起の表示など，瞬間的に見た情報は移動中のドライバーのワーキングメモリには入りきらないことも多く，交通標識の表示のマップに工夫がいる．空間や言語のワーキングメモリが安全運転にどのような影響を及ぼすかはまだ十分に理解されていないが，これからは半ば自動化された車でも，運転者のワーキングメモリの個人差を考慮したヒューマンインターフェースやAIが装備されることを期待したい[10]．

3. 高齢者のワーキングメモリ

ワーキングメモリと加齢に話題を戻したい．高齢化によるワーキングメモリの機能の衰えの兆しはもの忘れや行為のし忘れの多発から始まることが多い[11]．ワーキングメモリとかかわる前頭葉は誕生後，徐々に成熟し青年期に頂点に達し，その後緩やかに働きが衰退してゆく 図3 [13]．

したがって，高齢者では，前頭葉機能の減衰がワーキングメモリの働きの低下を導き，安全運転に影響を及ぼす可能性が出てくる．わが国の65歳以上の高齢者人口は急速に増加中であり，高齢化に伴う認知機能の低下が問題になっている．高齢者ドライバーが，うまく社会適応してゆけるかどうかが問題となっており，倫理的・法制度的・社会的課題（ethical, legal and social issues: ELSI）からも考える必要がある．この先，自動運転のAI技術が進展し，レベル5の完全自動運転が可能になり，運転の概念が変わってもワーキングメモリの重要性は変わることはない．

高齢者ドライバーのワーキングメモリの働きにもかかわる短期的な記憶を評価する手立てとして，2022年に導入された75歳以上のドライバーの免許更新時の認知機能検査に導入された遅延再生課題がある．16個の絵（ニワトリ，バラ，耳

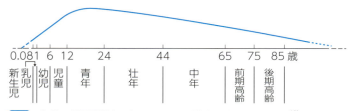

図3 加齢と前頭葉機能の変遷についての模式図（苧阪，2015b[12]）

など）を4分間で保持させその後その名前を再生させる課題である（再生の後，絵のカテゴリーのヒントを与えた手掛かり再生も含まれる）．再生の前にリハーサルを防ぐ目的で数字抹消課題が挿入されている（所要時間は半時間程度）．しかし，この再生課題には厳密にはワーキングメモリ課題は含まれていない．この改善についてはすでに別稿で指摘した[14]．

4. 前頭葉とワーキングメモリ

ワーキングメモリの機能は脳の前頭葉および前頭葉とネットワークで結ばれる頭頂葉を中心に働いている[15] 図4．脳の前頭前野（prefrontal cortex：PFC），後部頭頂葉（posterior parietal cortex：PPC）と前部帯状皮質（anterior cingulate cortex：ACC）などがネットワークを形成してワーキングメモリの働きを担っているが[16]，とくにPFCは加齢による機能不全が現れやすい．高齢者ドライバーの場合，もの忘れが自覚できる場合はPFCの働きの低下が，また道順の迷いなどは海馬の活動とつながる空間性ワーキングメモリの働きの低下がそれぞれ疑われる場合がある．とくに，ワーキングメモリは注意の配分とつながる前頭前野背外側領域（dorsolateral prefrontal cortex：DLPFC）の働きが重要である[1]．DLPFCの機能は前頭葉が最も成熟期を迎える青年期に頂点に達する．幼児では前頭葉が未成熟のため，また高齢者ではその機能の衰えのためにワーキングメモリの働きは低下することが多い[17,18]．しかし，個人差が大きく，80歳代になっても青年期と変わらない人もいる一方，60歳代でも認知症の前駆症状である軽度認知障害（mild cognitive impairment：MCI）が認められる場合もあり，注意が必要である[19]．

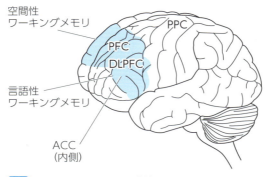

図4　ワーキングメモリの脳内地図

高齢者がもの忘れに気づく場合，実際には忘れているわけではなく，必要な状況でうまく想起できない，あるいは素早く検索できないだけのことも多い．高齢者では，徐々に低下する認知機能が多いが，すべてのワーキングメモリ課題の成績が低下傾向を示すわけではない．空間性と言語性のワーキングメモリの検査にはいくつかの種類があるが，高齢者でも機能の低下があまり認められないものもあることがわかってきた．

　ワーキングメモリ検査のなかには，反応の速さを求める課題が含まれていることが多い．したがって，認知機能は青年と変わらなくても反応や判断の速度が低下した高齢者では見かけの成績が低下する結果になる．このような場合，反応時間などの速さのテストへの寄与を調整すると健常高齢者と青年の成績はあまり変わらなくなる可能性があるのである．つまり，情報の保持ではなく，統合などの操作の遅さが高齢者のワーキングメモリのパフォーマンスの足を引っ張っている側面がある．

　さまざまな年齢で高齢者を含む健常成人のワーキングメモリを検討すると，高齢者の成績は低下する[18]．図5 は英国放送協会（BBC）の協力のもとで，インターネットで得られた11万人の参加者の得点（5種のワーキングメモリ課題）を8〜80歳までの年齢別に示したものである（縦のバーはデータのばらつきを示す）[20]．数字スパン（継時的に視覚提示した数字の再生），ワーキングメモリスパ

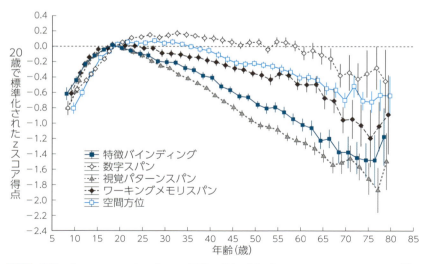

図5　加齢による5つのワーキングメモリ課題の成績の変化 （Logie, Horne & Pettit, 2015[20]）

ンテスト（リーディングスパンテスト：読みながら一連の文の意味を理解し，文末の単語を再生する），特徴バインディングテスト（色，形と位置の特徴の組合わせの再生），視覚パターンスパンテスト（マトリックス上の視覚パターンの再生）と空間方位テスト（ボールを持つ手の方位の特定）の各課題の多くは20歳初期に得点が高い．一方，数字スパンでは高齢期になっても低下しないが，視覚パターンや特徴バインディングでは20歳から低下し続ける．つまり，PFCがかかわる5つのワーキングメモリ関連課題の成績は，課題が異なると年齢の影響が異なるのである．数字スパンは，60歳代の高齢者でも若年者とそれほど変わらず，空間方位やワーキングメモリスパンテストなどでも成績低下は緩やかに見える．また，ステルスを使ってコンピュータ上をランダムに動く標的を追うという，視覚的追従運動を行いながら，耳で聞いた一連の数字を繰り返す二重課題でも，高齢者は若年者と比べてそれほど成績が低下することはなかった[21]．一方，色と形を統合して特定の空間位置に結びつけるようなバインディングテストでは，高齢者の成績は低下してしまう[22]．ドライバーにとって，移動空間でハンドルやブレーキ操作とつながるワーキングメモリのしなやかな働きは重要であるが，統合などの操作を必要とするものについては問題が残る．

　最後に，高齢者ドライバーの空間性ワーキングメモリに影響する要因の一つとして，ドライブ中の周辺視の働きの低下について触れておきたい．図6 のように，人間の視野の多くは周辺視野が占めており，視角9°以上の周辺視では中心視と異なり，解像度や色の感覚は低下し光景のオプティカルフローも周辺ほど激しく変化する．高齢者は視力が低下している場合も多く，さらに，一般的に注意を払うべき有効視野が中心視野に偏りがちで，結果として速度の認知が低下する可能性がある点である．健常成人でも周辺視野が狭小化する場合に速度感が低下する傾向がみられることから，高齢者では低下はより顕著になる可能性があろう．また，夜間は昼間より速度感は落ちるので注意が必要である．

おわりに

　高齢者のワーキングメモリが車の安全運転にどのような影響を及ぼすかを考えた．高齢になるとワーキングメモリの働きは低下傾向を示すが，課題によってそれほどの低下に至らない場合もあることがわかった．高齢者の車の運転とかかわるワーキングメモリとの認知機能の衰退を防ぐ手立てとして，慌てた場合に，アクセルとブレーキの踏み間違いを防止する補助装置を車に組み込んだり，高速道路に逆方向侵入を防止する交通標識の工夫などが必要であろう．運転の自動化やAIの進展により，高齢者のワーキングメモリ機能を補助する情報技術が新たな

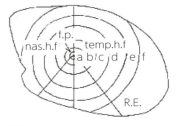
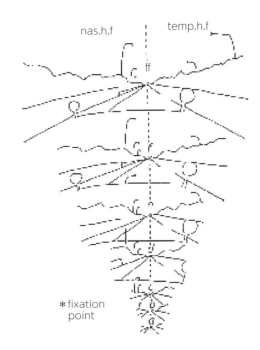

図6 右眼の視野と対応した両眼視野の広さ
中心視fpから周辺視a〜fまで，それぞれ3, 5, 9, 16, 27, 35°を示す．ffは自由視野，nas.h.fとtemp.h.fはそれぞれ鼻側および耳側網膜を示す（Osaka, 1988[23]）．

社会システムとして生まれることが期待される．また，ワーキングメモリの訓練を行うことで脳の前頭前野の活性値を高め，成績を高めることも可能になると思われる．

【文献】

1) 苧阪直行，編，著．脳とワーキングメモリ．京都：京都大学学術出版会；2000.
2) 苧阪満里子．脳のメモ帳―ワーキングメモリ．東京；新曜社，2002.
3) 苧阪満里子．高齢者のもの忘れを測る―リーディングスパンテストによるワーキングメモリ評価．東京：新曜社；2020.
4) 森下正修，苧阪直行．言語性ワーキングメモリ課題遂行時の情報処理と貯蔵容量．In: 苧阪直行，編．ワーキングメモリの脳内表現．京都：京都大学学術出版会；2008. p.123-60.
5) Baddeley A. The episodic buffer; A new component of working memory? Trend Cog Sci. 2000; 4: 417-23.
6) Miller GA. The magical number seven, plus or minus two: Some limits on our capacity for processing information. Psychol Rev. 1956; 63: 81-97.
7) Cowan N. The magical number 4 in short-term memory: A reconsideration of mental

storage capacity. Behav Brain Sci. 2000; 24: 87-185.
8) Maguire EA, Gadian DG, Johnsrude IS, et al. Navigation-related structural change in the hippocampi of taxi drivers. Proc Nat Acad Sci U S A. 2000; 97: 4398-403.
9) Moser EI, Moser MB. Grid cells and neural coding in high-end cortices. Neuron. 2013; 80: 765-74.
10) Eby DW, Molnar LJ, Kartje PS. Maintaining safe mobility in an aging society（堀川悦夫，峯とも子，編訳．高齢者のモビリティー，京都：京都大学学術出版会．2020）．
11) 大塚結喜，苧阪直行．高齢者のワーキングメモリ．心理学評論．2005；48：518-29.
12) 苧阪直行．社会脳シリーズ8「成長し衰退する脳―神経発達学と神経加齢学」への序．In：苧阪直行，編．成長し衰退する脳―神経発達学と神経加齢学―（社会脳シリーズ第8巻）．東京：新曜社；2015. p.viii-xxviii (1-21)．
13) 苧阪満里子．加齢とワーキングメモリ，In：苧阪直行，編．成長し衰退する脳―神経発達学と神経加齢学―（社会脳シリーズ第8巻），東京：新曜社；2015. p.247-71.
14) 苧阪直行．ワーキングメモリ研究の動向―高齢者を中心に―．老年精医誌．2014; 25: 491-7.
15) Osaka N, Logie RH, D'Esposito M, editors. The cognitive neuroscience of working memory. London: Oxford Univ Press; 2007.
16) Osaka N, Osaka M, Kondo H, et al. The neural basis of executive function in working memory; An fMRI study based on individual differences. Neuroimage. 2004；21：623-31.
17) Osaka M, Otsuka Y, Osaka N. Verbal to visual code switching improves working memory in older adults: An fMRI study. Front Hum Neurosci. 2012; 6: 24.
18) 苧阪直行．ワーキングメモリとコグニティブエイジング．In：松田 修，編著．最新老年心理学．東京：ワールドプランニング；2018. p.125-38.
19) 朝田 隆，編著．軽度認知障害（MCI）．1版．東京：中外医学社；2007.
20) Logie RH, Horne MJ, Pettit LD. When cognitive performance does not decline across the lifespan. In: Logie RH, Morris RG, editors. Working memory and ageing. London: Psychology Press; 2015. p.21-47.
21) Baddeley A, Logie R, Bressi S, et al. Dementia and working memory. Q J Exp Psychol-A. 1986; 38: 603-18.
22) Brockmole JR, Logie RH. Age-related change in visual working memory: a study of 55,753 participants aged 8-75. Front Psychol. 2013; 4: 12.
23) Osaka N. Speed estimation through restricted visual field during driving in day and night. In: Gale AG, et al. editors. Vision in vehicles-II. Amsterdam: North-Holland; 1988. p.45-55.

〈苧阪直行〉

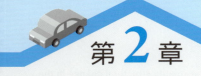

第2章
高齢運転者対策の現状と課題
（令和2年道路交通法改正を踏まえて）

1. 高齢運転者による交通事故の発生状況

1）高齢運転者の状況

　高齢運転者は，年々増加しており，75歳以上の運転免許保有者数は，1989年（平成元年）に約40万人程度であったものが，2021年（令和3年）には，約610万人と15倍以上になっている．このうち，80歳以上の運転免許保有者数も増加しており，2021年には262万人になっている．

2）高齢運転者による交通事故の発生状況

　75歳以上の高齢運転者による交通死亡事故件数は，2005年（平成17年）以降はほぼ横ばい傾向にあり，2019年（令和元年）から2020年（令和2年）までは減少したものの，2021年（令和3年）は346件と若干増加している．
　80歳以上の高齢運転者による交通死亡事故件数は，2014年（平成26年）以降やや減少傾向にあったが，2021年（令和3年）は前年より若干増加し214件となっている 図1 ．

3）高齢運転者による交通事故の特徴

　75歳以上の高齢運転者による交通死亡事故の特徴は，「操作不適」によることが最も多く，102件で1/3を占めている．このうち，「ハンドルの操作不適」が15.3％，「ブレーキとアクセルの踏み間違い」が10.7％を占めている 図2 ．

2. 高齢運転者対策の現状

1）高齢運転者の運転免許証更新時の手続き

　高齢運転者の運転免許証更新時の手続きは， 図3 のとおりである．70歳以上の者は，更新時に「高齢者講習」を受講することが義務付けられている．「高齢者講習」は，講座（座学），運転適性検査，実車指導を内容としている．75歳以上の者は，「高齢者講習」の受講前に，「認知機能検査」を受けることとされ，これ

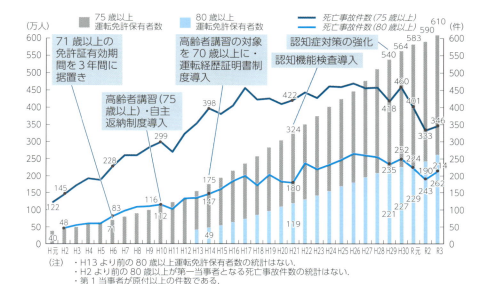

図1 75歳以上の高齢運転者の免許保有者数と死亡事故件数（年別推移）

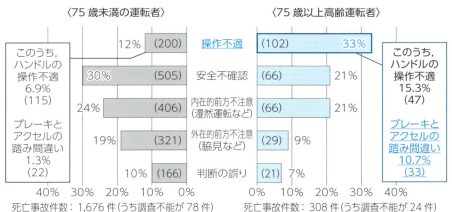

図2 死亡事故の人的要因比較（2021年）

により，「認知症のおそれ」があると判定された場合は，医師の診断を受けることとされている．そして，「認知症である」と医師に診断された場合は，運転免許の取消しとなる．

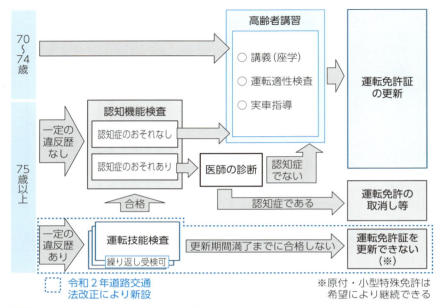

図3 高齢運転者の運転免許証更新時の手続き

　なお，令和2年道路交通法改正により，75歳以上の者で，「一定の違反歴がある」場合は，新たに「運転技能検査」を受けることとなり，更新期間満了までに合格しない場合（繰り返し受検することは可能）は，運転免許証を更新することができなくなる[*1]．

＊1 ただし，「原付・小型特殊免許」は，希望により継続できる．

2）令和2年道路交通法改正による認知機能検査の方法等の見直し

　令和2年道路交通法改正〔2022年（令和4年）5月13日施行〕により，75歳以上の者に対する高齢者講習を認知機能検査の結果に基づいて行うことを要しないとされたことから，認知機能検査は，「認知症かどうか」について医師の受診を求めることを特定することができるものであれば足りることとなった．このため，認知機能検査について，「時計描画」が削除されるなどの簡素化がはかられた．また，医師が作成した「診断書その他の書類」[*2]を提出した場合には，認知機能検査の受検義務を免除することができるようになった．

※2「診断書その他の書類」は，原則として次の事項が全て記載されたもの
1　対象者に関する事項
　　検査及び医師による結果の判定を受けた者の住所，氏名及び生年月日
2　検査に関する事項
　　HDS-R，MoCA，DASC-21，MMSE，ABC-DS のいずれかの神経心理学的検査の結果
3　医師による検査の結果の判定に関する事項
　(1)「認知機能に異常は認められない」等，上記1の対象者が認知症に該当する疑いがないと認められるかどうかに関する判定結果
　(2) 上記（1）の判定が行われた年月日，判定を行った医師名及び医療機関名
〔認知機能検査等の受検義務の免除に関する診断書その他の書類の基準等について（通達）」（令和4年5月19日付け 警察庁丁運発第129号）〕

3）認知機能検査の結果と交通死亡事故の状況

令和2年道路交通法改正により，上記2）のとおり，新「認知機能検査」では，「認知症である」「認知症でない」の判定をすることになったが，それ以前は，認知機能検査結果に基づき，「第1分類（認知症のおそれあり）」「第2分類（認知機能の低下のおそれ）」「第3分類（認知機能の低下のおそれなし）」に区分し，それぞれの状況に応じた高齢者講習を実施されてきた．

2021年（令和3年）中に実施された認知機能検査の結果[※3]は，**図4**のとおり，第1分類が2.3%，第2分類が21.4%となり，第3分類は76.3%となっていた．

交通死亡事故を起こした者のうち「第1分類」の者の割合をみると，**図4**のとおり，2018年（平成30年）は4.8%を占めていたが，2021年（令和3年）には，1.5%となっている．

※3 認知機能検査の受検者数は，更新時と臨時を合計した 2,261,723 人

4）自主返納

申請による運転免許の取消し，いわゆる自主返納は，1998年（平成10年）から導入されている．その後，「自主返納を行うと身分証明書がなくなる」などの懸念を踏まえ，2002年（平成14年）6月から運転経歴証明書を導入するとともに，2012年（平成24年）4月からは，銀行などにおいて，運転経歴証明書の交付後の経過年月にかかわらず，本人確認書類として使用可能となった．自主返納件数は，2016年（平成28年）には，345,313件であったものが，2021年（令和3年）には 517,040件と約1.5倍に増加している**図5**．また，運転経歴証明書交付件数も同様に，2016年（平成28年）には 295,523件であったものが，2021

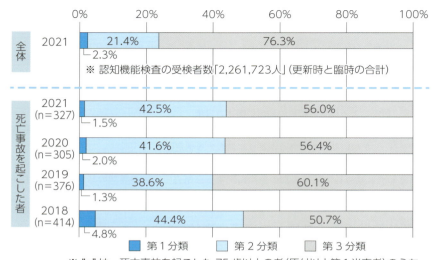

図4 認知機能検査の結果と交通死亡事故の状況（2021年）

年（令和3年）には444,484件と約1.5倍増加している．

　警察においては，自動車などの運転に不安を覚える高齢運転者が運転免許証を返納しやすい環境整備を推進している．各自治体においても，自主返納した者に対して，バス・タクシー・鉄道などの公共交通機関などの割引をはじめ，食材配達利用料金や電動車いす購入料金の割引など，各種サービスの提供の優遇措置がとられている．これらの支援施策は，都道府県警察や各自治体のホームページのほか，全日本指定自動車教習所協会連合会ホームページの「高齢運転者支援サイト」でも紹介されている．

5）サポートカー限定免許

　令和2年道路交通法改正〔2022年（令和4年）5月13日施行〕により，加齢に伴う身体機能の低下などにより運転に不安を感じるものの日常生活のための移動手段として運転が必要な高齢者などにとっての免許証の自主返納までの中間的な選択肢として，申請により運転することができる自動車種類を衝突被害軽減ブレーキなどの安全運転支援装置を備えた「サポートカー」[※4]に限定する条件を免許に付与することなどを内容とするサポートカー限定免許制度が新設された．

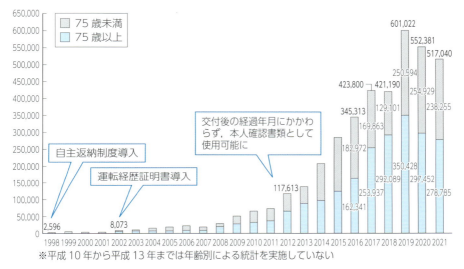

図5 運転免許の申請取消（自主返納）件数の推移

※4 対象となる「サポートカー」については，警察庁ホームページ（「サポートカー限定免許の対象車両」）を通じて，各メーカーの関連サイトで確認することができる．

6) 安全運転相談

警察では，高齢運転者などからの安全運転相談に適切に対応するため，看護師資格などを有する医療系専門職員の窓口配置を推進している．2022年（令和4年）4月時点で，76人が全国で配置されている．また，相談の受理件数も増加しており，2016年（平成28年）に84,220件であったものが，2021年（令和3年）には136,593件と約1.6倍になっている．

警察庁では，安全運転相談ダイヤル「#8080」の運用を開始しており，このダイヤルに電話をすると，各都道府県の警察本部の担当課に直接つながる仕組みになっている．

3. 高齢運転者対策の課題

75歳以上の運転免許保有者は，図6 のとおり，今後も増加することが予想され，運転者全体の占める割合も高くなることになる．交通事故が減少している中，今後も高齢運転者による交通事故の割合が増加すれば，交通事故防止対策におい

て，高齢運転者対策は大きな課題となる．

　交通事故防止の観点からは，加齢により運転に不安を感じた方は，重大な交通事故を起こす前に，自主返納していただくとともに，運転を継続する方にあっては，高齢者講習の実車指導などで指摘された事項を念頭に，安全運転を継続していただくことが重要であると考える．令和2年道路交通法改正では，高齢運転者に対して「運転実技検査」が導入されたところであり，その交通事故抑止効果が期待されるところである．

　しかし，高齢運転者講習は，3年に1度の運転免許証更新時にしか受講することができないため，高齢運転者自身が自分の運転能力の変化を継続的に把握し，その能力に応じた運転を心がけることが安全運転のためのポイントと考える．最近では，損害保険会社によるドライブレコーダーによる安全運転診断なども日々進化しており，自分の運転能力を客観的に評価する方法も一般化している．人生100年といわれる中，高齢運転者や高齢社会が，安全運転を継続するためには，たとえば，健康状態を継続的に把握する「人間ドック」のように，運転能力を把握する「運転ドック」のような仕組みが必要ではないかと考える．

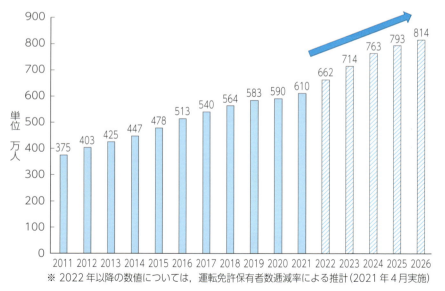

図6　高齢運転者の運転免許保有者数（75歳以上）
75歳以上の運転免許保有者は今後さらに増加していくことが見込まれる．

【文献】

1) 岡本 努．高齢運転者対策の経緯と改正道路交通法のポイントならびに施行状況．In: 上村直人，池田 学，編著．臨床医のための高齢者と認知症の自動車運転．東京：中外医学社；2018．
2) わかりやすい道路交通法の改正要点．月刊交通（臨時増刊号）．東京：東京法令出版；2020．

〈岡本 努〉

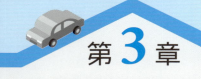

第3章
交通事故統計データからみた高齢運転者の交通事故の実態と解釈

　近年，高齢運転者が起こす死亡，重傷事故が大きく報道され，高齢運転者の交通事故の危険性が社会問題となっている．私たちは，高齢運転者の交通事故の危険性について正しい理解が求められるが，高齢運転者はどのような危険性が高いのだろうか？

　この疑問に応えるには，運転者の事故の危険性について，2つの異なる観点で理解しなければならない．一つは，どれだけ運転者が事故を起こすのかといった観点から，観察集団の事故発生状態の把握や，衝突事象の発生頻度を問題とするものである．もう一つ重要な観点は，衝突が運転者本人を含む当事者の生命を奪う危険性があるため，事故によりどれだけ本人が重い損傷を受けるのかといった，事故が本人にもたらす健康状態の把握や，衝突による人体への重傷化の影響を問題とするものである．

　事故を起こす危険性と，本人が死亡や重傷を負う危険性は，運転者の事故の危険性の意味するものが異なるため，切り分けて論じられなければならない．これは，事故を起こす可能性の高い運転者と，衝突により死亡・重傷を負う可能性の高い運転者では，有効な運転者対策や介入方法が異なるためである．

　本稿では，交通事故統計データを用いて，事故を起こす可能性が高いのか，また衝突により死亡や重傷を負う可能性が高いのかを切り分けた分析から，高齢運転者の事故の危険性を報告する．

1. 分析方法

1）分析データ

a．交通事故統計データとは

　交通事故統計データは，警察に報告された交通事故のうち，人の死亡または負傷を伴う人身事故を対象とする．衝突が起こった道路の情報，人身損傷の程度，事故当事者の属性や行動の情報，車両の特徴など，交通事故に関する人間・道路環境・車両の項目に関する統計データであり，このうち，事故発生地点など事故情報の一部は，警察庁がオープンデータ化している．交通事故総合分析センター

（ITARDA：通称名イタルダ）は，警察庁から，毎年，オープン化されていない項目も含めた交通事故統計データの提供を受け，信頼性の高い独自の交通事故統計データベースの運用により，国，地方自治体，企業など官民一体の交通安全対策の立案や交通事故の防止活動に寄与するための調査，分析研究を行っている．本稿では，ITARDA が保有する公的統計の「交通事故統計」データを用いる．

b. 交通事故の内容

交通事故統計では，交通事故を当事者の人体損傷の程度で分けており，「死亡」とは，事故発生後 24 時間以内の死亡を，「重傷」とは，1 カ月（30 日）以上の治療を要する傷害を，「軽傷」とは，1 カ月（30 日）未満の治療を要する傷害と定義している．

分析では，評価しようとする事故の危険性に応じて，対象とする事故の内容が変わる．本稿では，死者や治療を要する負傷者の出た交通事故を「人身事故」，死者が出た事故を「死亡事故」，死者または重傷者の出た事故を「死亡重傷事故」とよび，分析の対象とする．

2）評価方法

特定の年齢層集団における運転者の事故の危険性を客観的に評価するには，定量化可能な指標を用いて，ほかの年齢層集団が起こす事故との比較を通して把握する．運転者の事故の危険性を評価する場合は，事故を起こす可能性のある集団が対象となるため，運転者を分母とする[1]．なお，事故の危険性でも，その地域に住む人々がどれだけ交通事故に遭うかといった危険性を評価する場合は，事故に遭遇する可能性のある集団を対象とするため，人口を分母とすることが多い[2]．

事故の危険性を量的に評価する指標はさまざまあり，何を把握するのかといった分析の目的に応じて使い分けなければならない．

ここでは，年齢層間比較を可能とする運転者の事故の危険性の量的指標として，以下の 2 種類を採用する．

3）評価指標

a. 事故当事者率：運転者が事故を起こす危険性の評価

事故当事者率は，運転免許保有者が観察期間内に事故の当事者となる率で，運転可能な者が事故を起こす可能性の大きさを比べることができる指標である．

- 分子：観察期間内に運転者が第一当事者となった数（人数）
  分母：そのとき観察される運転免許保有者数（人数）

運転者の事故の危険性の評価において，広く使用されているのが事故当事者率

である．交通事故統計では，事故にかかわった歩行者や運転者などの当事者が複数人の場合，事故発生の過失の程度の順に，一番目，二番目と順位を割り当てる．事故発生が単独の場合，その者が事故の第一位の当事者（第一当事者）となる．また，過失の程度が同程度の場合は，人体損傷程度の軽い者側から順位が割り当てられる．運転者が起こす事故を分析する際，車両がかかわった事故のうち，運転者が第一当事者となった事故は，その運転者が「事故を起こした」者に近似した意味をもつ．交通事故統計で，誰が事故を起こすのかを分析する際は，過失の程度が重い者側を指す第一当事者側のデータを使う．

b. 運転者死亡重傷率：運転頻度あたり運転者本人が死亡，重傷を負う可能性の評価

運転者死亡重傷率は，運転者の年齢層で異なる"運転頻度"でならした上で，事故により運転者本人が死亡重傷となる可能性の大きさを比べることができる指標として用いる．

- 分子：観察期間内に運転者本人が死亡，重傷となった数（人数）
  分母：運転頻度＊

＊観察期間内の車両相互事故で過失のない第二当事者（無過失2当）となった運転者数（人数）

ここでは，先行分析の方法[3]を参考に，自動車事故時の車両を普通自動車か軽自動車に限定した．これは，自動車衝突時に重量の大きい車両ほど重大事故につながりやすく当事者の重傷化につながるため，その影響を統制するためである．

運転者死亡重傷率の分析は，先行研究[4～6]に準じて"運転頻度"あたりでならした比較を試みた．運転者の交通事故は，どのような車両や時間帯でどのような目的で運転しているか，どれだけ運転しているか，事故回避の運転者の能力も含めた道路利用特性の影響を受ける．前述した事故当事者率は，事故発生にかかわる運転者の道路利用の頻度を考慮していないが，"運転頻度"を母数とすることで運転者の年齢層で異なる道路利用の頻度を考慮した量的指標となる．

本分析の"運転頻度"とは，各年齢集団の運転者が一定期間に運転した頻度を表している[6]．準道路交通曝露量とよばれるが，これは運転者集団がどれだけ道路を利用しているか，すなわちどれだけ運転者集団が道路上に存在している（曝されている）のかを表す指標の一つとして用いられている．

図1 は，普通自動車と軽自動車の運転者の年齢層別一定期間の"運転頻度"を示す．運転頻度は年齢経過とともに減少していくことがわかる．つまり，普通自動車と軽自動車の運転は，25～29歳の運転者層が最も多く，65～69歳の高齢層でピーク時の半分程度に頻度が減っていくように，当該車両を運転する運転者

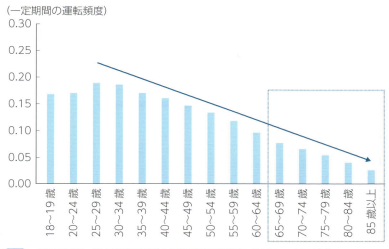

図1 普通乗用車・軽自動車運転者の年齢層別運転頻度（2020〜2022年）
一定期間の運転頻度＝車両相互事故の無過失2当運転者数／全運転免許保有者数×100

の年齢層で大きく異なる．

このように，年齢層で異なる運転頻度のデータ同士を相互に比較可能とするため，運転者死亡重傷率を用いて，年齢層別の"運転頻度"で調整し分析を行う．

2. 事故内容別事故当事者率の年齢層間比較

図2 は，原付以上運転者の事故時の年齢層別に，人身事故当事者率（青色）と死亡事故当事者率（黒色）を示したものである．ここでは運転免許保有者10万人あたりの事故当事者率を用いた．

まず目につくのは，人身事故（青色）と，死亡事故（黒色）で事故当事者率の年齢層別傾向が異なっている点である．

人身事故の事故当事者率（青色）は，24歳までは免許10万人あたり600件と高い水準を示す．その後，中年期に向かい水準は低下し，ふたたび高齢期に向かいゆるやかに上昇する分布を描く．運転者が起こす人身事故のピークは，免許10万人あたり1,041件を示す18〜19歳の運転者で，最も低い水準を示すのは，免許10万人あたり292件の40〜44歳の運転者であり，年齢の経過に伴い変化を示している．

死亡事故の事故当事者率（黒色）は，人身事故と同様に運転年齢の経過に伴い変化はするが，その傾向は異なる．運転者が起こす死亡事故のピークは，免許保

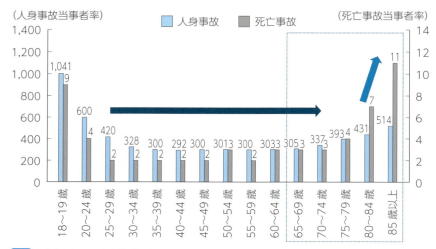

図2 人身事故・死亡事故別運転者の年齢層別事故当事者率（事故2020〜2022年計）
人身事故当事者率＝1当運転者数/運転免許保有者数×100,000人
死亡事故当事者率＝1当運転者数/運転免許保有者数×100,000人

有者10万人あたり11件を示す85歳以上の運転者である．18〜19歳は免許10万人あたり9件と高い水準であるが，30歳代にかけて低下し，その後，70〜74歳まで，免許保有者10万人あたり2,3件の低い水準が続くが，高齢期に向かい上昇する．

この結果より，人身事故を起こす危険性は，20歳代前半までの若年運転者が高いが，死亡事故を起こす危険性は80歳代以降の高齢運転者が高い水準を示す．

3. 当事者別運転者死亡重傷率の年齢層間比較

いま見たように，運転者が事故を起こす危険性は，人身事故，死亡事故と事故内容で異なっており，高齢運転者は事故発生から24時間以内に死者が出る事故を起こす危険性が高かった．ただしこの指標では，運転者が起こした事故で誰が亡くなった事故であったのか，衝突による本人の重傷化の影響はわからない．

また，図1 で示したように，"運転頻度" は運転者の年齢が上がるにつれ低下を示し年齢層で異なる．運転者の事故の危険性は，実際に道路で運転をしている本人たちが，どれだけ衝突により死亡や重傷を負うのかを評価することがきわめて重要である．

図3 は，普通自動車・軽自動車運転者の年齢層別・事故時の当事者順位と衝突

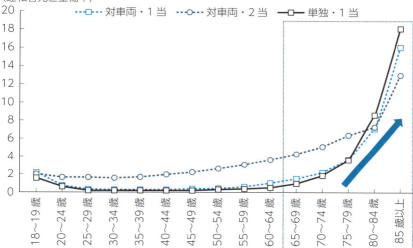

図3 運転者の年齢層別運転頻度あたりの死亡重傷率，一定期間の運転頻度（2020～2022年）
運転者死亡重傷率＝当該事故条件に該当する運転者数/無過失2当運転者数×100

形態の組み合わせ別に，運転頻度あたり運転者本人の死亡重傷率を示したものである．

運転者が第一当事者（1当）として車両と衝突し本人が死亡重傷となる比率（図3 対車両・1当）は，18～19歳の若年層から30～34歳の層にかけて低下し55～59歳の中年層まで横ばいとなるが，中年層以降，高齢になるにつれ増大する．70～74歳集団の比率は18～19歳集団と同水準であるが，この高齢者層以降，比率が急激に上昇する．運転者が"単独"衝突し本人が死亡重傷となる比率（図3 単独・1当）は，ほぼ，この分布曲線と同様である．

運転者が第二当事者（2当）車両として衝突した際に本人が死亡重傷となる率（図3 対車両・2当）は，18～19歳の若年層から40～44歳の中年層まで低い水準で横ばいを示しほぼ変わらない．しかしその後は，加齢に伴い比率が上昇していく．

この結果は，実際に運転しているとみなせる"運転頻度"でならして，どの年齢層で運転者本人が死亡重傷となるのかをみた結果である．高齢運転者ほど衝突すると，運転者本人が亡くなったり重傷を負っており，高齢運転者は本人が重傷化する事故の危険性が高いことを示す．また，本人が死亡重傷となる危険性は，後期高齢者以降，高い水準にあり，かつ高齢になるにつれ急激に高まることを示している．

4. 考察：高齢運転者の交通事故の危険性とは

　本稿では，交通事故統計データを用いて，運転者の年齢層別に事故を起こすのか（事故当事者率），また運転者本人が死亡，重傷を負うのか（運転者死亡重傷率）について報告した．

　昨今，高齢運転者が相手を死亡させる，あるいは重傷を負わす交通事故が相次いで報道されている．そうした重大事故の事例があることは事実ではあるが，交通事故統計データを用いた相対比の年齢層間比較をみると，人身事故を起こす運転者は 10 歳代，20〜24 歳の若年層が高く 図2，24 時間以内に亡くなる者がいる交通事故を起こす運転者は 80 歳以上の高齢層で高い水準にあること 図2，そして，高齢運転者は加齢とともに衝突で自身が亡くなる，重傷を負う率が高く後期高齢者以降は急速に上昇すること 図3 を示している．

　これより，高齢運転者の事故の危険性とは，他の年齢層に比べ，高齢運転者が衝突すると，死亡や重傷化することであり，運転者自身が重大な危害を負いやすいこと，そして運転者の重傷化は，後期高齢者から急激に高まることである．一方，図3 では，高齢者層で低下する運転頻度を用いていることから，運転頻度あたりの死亡重傷率が高くみえる，という指摘があるかもしれない．しかし，同じ衝撃を受けても，20 歳代，40 歳代に比べて，60 歳代の重傷化率は高くなる[7]ことから，加齢に伴う人体の衝撃耐性の低下により，高齢運転者の重傷化リスクが高くなることは変わらない．

　なお，図2 を振り返ると，人身事故率はいったん下がった後，緩やかに増加していく．若年運転者層の人身事故は，運転技能が未熟なために起こしやすいと考えられ，運転経験の長い高齢者層で上昇する人身事故率とは，意味が異なると考えられる．75 歳以上運転者は，1 歳年をとるごとに 2％人身事故率が高まることを示すデータもあり[8]，加齢に伴う死亡事故率増加の影響を差し引いても，高齢運転者が起こす人身事故には，運転行動の変化など，加齢に伴うさまざまな現象が影響を及ぼしていることが考えられる[9,10]．70 歳以上の運転免許保有者数は，2022 年時点で 1,322 万人と 1975 年の約 100 倍，1986 年の約 17 倍となっている．長寿社会の到来によって，免許人口が急速に高齢化し，高齢運転者数が激増しており，高齢運転者が起こす人身事故についても注意を要する．

おわりに

　人間活動に伴う移動により発生する交通事故は，私たちの「生活」を一瞬で奪

い,「健康」を損なう恐れがある．有効な交通事故防止や被害低減をはかるためには，まず客観的なデータを用いた科学的な分析により，事故の危険性を適切に評価し，正しく実態を把握することが第一歩である．

本稿では，運転者の事故の危険性について事故内容別の事故当事者率と，"運転頻度"でならした運転者本人の死亡重傷率を用いた分析から，高齢運転者の事故の危険性とは，衝突により自身が死亡重傷を負う危険性が高いことを報告した．

交通事故防止では，正しくデータを扱い，対策の根拠となる情報の収集・蓄積とそれら知見に基づく方針の検討過程（evidence-based policy making：EBPM）が不可欠である．高齢者運転者の対策においても，一層のデータに基づく対策検討の推進が求められる．

【謝辞】

交通事故統計データの扱いや分析手法については，ITARDA に在籍していた西田　泰特別研究員からさまざまな助言を得た．ここに記して深く謝意を表す．

【文献】

1) 小菅英恵，三上杏奈，西田泰．県単位での交通事故リスクの定量的把握に向けた指標の検討：地域の戦略的交通安全設計に向けたデータ分析（1），第 85 回日本交通心理学会大会発表論文集．2020；p.9-12.
2) 小菅英恵．交通事故統計データによる運転者の死亡事故惹起性と居住者の死亡危険性の定量評価，日本公衆衛生学会総会抄録集．2022.
3) 西田　泰．高齢運転者の事故率，月間交通，1997；82-8.
4) 西田　泰．交通事故分析に基づく交通行動特性の把握手法に関する研究，日交研シリーズ A-538，平成 22 年度共同研究プロジェクト，交通政策研究会；2012.
5) 西田泰．事故・違反歴に着目した運転者の交通事故分析，日交研シリーズ A-591，平成 24 年度共同研究プロジェクト，交通政策研究会；2014.
6) 小菅英恵．高齢運転者の認知機能低下と運転・交通事故の関係：無過失事故当事者数を用いた準道路交通暴露量の指標による分析，土木計画学研究・講演集（CD-ROM）．2019.60.
7) 小野古志郎．総論 自動車乗員保護のためのバイオメカニクス研究．バイオメカニズム学会誌．2003；27：110-5.
8) 小菅英恵．高齢運転者の認知機能と交通事故分析，交通事故総合分析センター　平成 30 年第 21 回 交通事故・調査分析研究発表論文．2018．https://www.itarda.or.jp/presentation/21/show_lecture_file.pdf?lecture_id＝114&type＝file_jp.
9) 小菅英恵．高齢運転者の特性と事故予防：人間の生理・心理・行動のメカニズム，交通工学．2022；57：p16-21.
10) 小菅英恵，谷口綾子，佐々木邦明．地域高齢者の実車評価による不安全な運転行動の特徴，土木計画学研究・論文集．2022；77：603-13.

〈小菅英恵〉

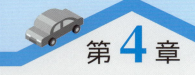

第4章 自動車運転にかかわる高齢者の身体機能

1. 高齢者の身体機能

　身体機能は加齢に伴い徐々に衰退していく人が多く，筋力や体力の低下に伴う歩行能力低下や転倒を引き起こす可能性がある．介護が必要となった主な原因を要介護度別に示すと，要支援者の第1位は関節疾患18.9%，第2位は高齢による衰弱16.1%，第3位は骨折・転倒14.2%となっている[1]．これらすべての原因で筋力や体力を含む身体機能が影響しており，日常生活動作能力や生活の質を確保し，健康寿命を延ばすためには，加齢に伴い身体機能がどのように変化するのか理解し，具体的な対策を行うことが必要となる．

1）加齢に伴う身体機能の変化

　加齢による身体機能において，一般的には筋肉量を減少させ，神経機能を衰弱させるなどさまざまな変化を引き起こす．上肢筋力の代表的なパラメータを示す握力では，男女ともに20～30歳代をピークに徐々に低下する傾向がある 図1 [2]．

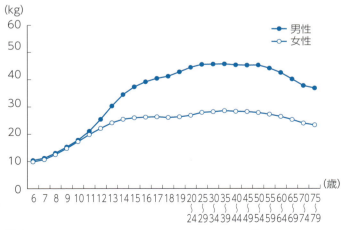

図1　加齢に伴う握力の変化（スポーツ庁ホームページ，[2] より改変）

下肢筋力に関しても，股関節屈曲・外転・伸展，膝関節伸展，足趾の筋力などと通常歩行時のステップ時間の関係性を調査した研究では，高齢女性に関して股関節外転筋力がステップ時間に関連することが示されている[3]．股関節外転の主要な筋は中殿筋であり，下肢筋の中でも中殿筋は高齢女性の日常生活上での活動量とも関係している[4]．加齢に伴う股関節外転筋力の低下は，歩行時の不安定性に影響するとともに活動量の減少にも直結する．体幹筋機能に関しても，腹直筋を含む腹筋群を評価する上体起こしは，握力と同様に加齢とともに低下する 図2 [2]．

また，筋肉は十分な筋出力を発揮するために，筋組織の柔軟性が必要となる．筋力が維持できていても柔軟性が確保できていないと，突発的な動作時に筋の損傷を引き起こす原因となり得る．筋肉の柔軟性に関して，高齢女性でも若年女性と同様にストレッチを行うことで増大し[5]，日頃から柔軟性を確保するためのストレッチなどの運動を行うことが推奨される．

上下肢，体幹の筋力および筋柔軟性は加齢によって減少するため，健康寿命を延伸するためには，高齢者の筋機能向上に対する積極的な運動が必要となる．

2）高齢者の身体機能の実態

65歳以上の高齢者を対象に，1998年から2020年まで新体力テスト（握力，上体起こし，長座体前屈，開眼片足立ち，10m障害物歩行，6分間歩行）の合計

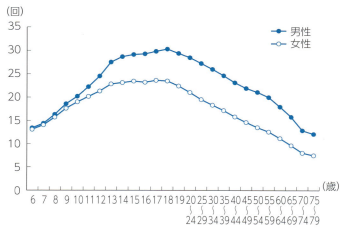

図2　加齢に伴う上体起こしの変化（スポーツ庁ホームページ[2]，より改変）

点を年代別に比較した結果，2000年代より現在の2020年代の点数の方が高い傾向が認められている 図3 [2]．歩行能力に関しても，2007年と比較して2017年で速度が上昇している [6]．さらに，日常生活に制限のない期間を示す健康寿命は，2016年時点で男性が72.14歳，女性が74.79歳であり，それぞれ2010年時と比較して男性1.72歳，女性1.17歳延長している 図4 [7]．このように，現代日本の高齢者は一昔前より若返っているともいえるデータが提示されており，

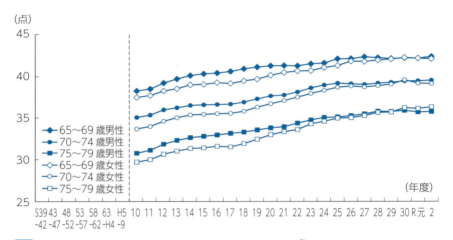

図3 新体力テストの合計点の年次推移（スポーツ庁ホームページ[2]より改変）
得点基準は男女により異なっており，2020年は新型コロナウイルス感染症のため実施時期や標本数などが異なる．

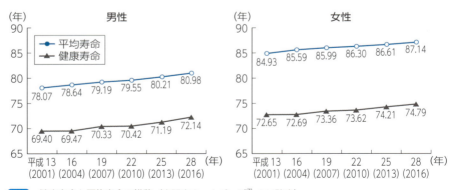

図4 健康寿命と平均寿命の推移（内閣府ホームページ[7]より改変）

健康に対する意識が高いことを意味している．高齢者の身体機能は，昨今の超高齢社会において認識を改める必要があり，「高齢だから……」と敬遠する，もしくは遠慮するのではなく，生活の質を向上するために生きがいを見出すことが社会の活力としても重要になるかもしれない．

2. 自動車運転にかかわる運動学的要因

1）ペダル操作のバイオメカニズム

　日本の新車販売市場（軽自動車と輸入車を除く）におけるオートマチック車（AT車）の割合は99％にも達し，世界1位である．AT車，いわゆる2ペダルの車を運転する際の足部の動きを考えてみる．

　通常のAT車の運転では，踵を床面に着け，足関節の底屈動作でアクセルペダルを踏み込み，足関節の背屈動作でアクセルペダルを戻している．このときの足部の動きを模式的に表すと，アクセルペダルを踏み込む（足関節の底屈）際には主に下腿三頭筋が，アクセルペダルを戻す（足関節の背屈）際には主に前脛骨筋がそれらの動作の主動作筋として働く 図5 ．このとき，支点は足関節，力点はそれぞれの筋の付着部，作用点はアクセルペダルに接している足底部の圧中心と考えることができ，いずれも主に足関節の運動によりペダル操作が行われている 図6 ．ブレーキペダルの操作も同様に，足関節の底屈と背屈動作でコントロールされている．

　アクセルペダルからブレーキペダルに踏み換える際には，床面に着けている踵を軸に足部を回転（内転）させ（左への少しのスライドを伴うこともある），主に下腿三頭筋の収縮によりブレーキペダルを踏み込む 図7 ．

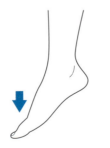 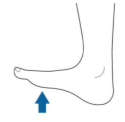

底屈：下腿三頭筋
　　　（アキレス腱：腓腹筋・ヒラメ筋）

背屈：前脛骨筋

図5　足関節の底屈筋と背屈筋

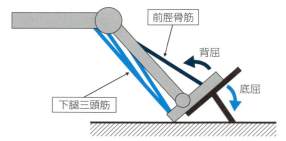

図6 ペダル操作に関与する主な筋（踵が床面に着いている場合）

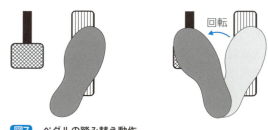

図7 ペダルの踏み替え動作

　ヒトの運動は各関節の動きによって成り立っている．各関節の動きはその関節を跨ぐ筋肉の収縮によって関節運動が作り出されている．また，関節の位置や運動を感知する感覚は関節位置覚や運動覚とよばれ，それぞれ筋や関節周囲に存在する感覚受容器により情報が脳に伝わり総合的に判断される．ペダルを踏み込んだ際の力は反力として足底で感知される．

　前述のように，踵を床面に着けてペダル操作を行う場合，足関節のみの運動で操作が可能である．したがって，足関節を動かす筋は主に前脛骨筋と下腿三頭筋であり，足関節の位置と運動方向，足底に加わる反力を感知することで細かなペダル操作が可能となる．

　踵が床面から離れている場合のペダルの操作には，足関節の運動のみでなく，膝関節や股関節の運動も操作に関与する．ペダルの踏み込みには，足関節の底屈運動と膝関節の伸展運動，股関節の伸展運動が関与することになり，ペダルを戻す操作には足関節の背屈運動と膝関節の屈曲運動，股関節の屈曲運動が関与する**図8**．これらの複合された運動を制御する必要があり，運動に必要な筋も多くなりペダル操作はより複雑な運動となる．

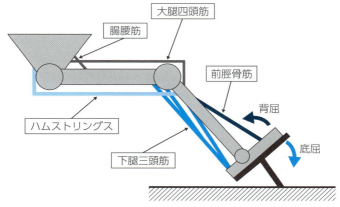

図8 ペダル操作に関与する主な筋（踵が床面に着いていない場合）

2）下肢の「共同運動パターン」

　ヒトの四肢には「共同運動パターン」とよばれる一連の運動様式が存在する．下肢を横から観察した場合，「足関節底屈−膝関節伸展−股関節伸展」は伸展共同運動パターンとよばれ，これら3つの関節運動は同時に出現しやすいようにプログラム化されている．これら運動パターンは，新生児では観察される時期があるが，常に出現すると各関節の独立した運動を制限することになるため，ヒトはその発達の過程でこのパターンを抑制する機構を獲得している．脳卒中などにより脳の一部が傷害された場合にも表在化することがある．また，通常抑制されているこの運動パターンも，強い恐怖からの逃避動作や，自身を守るときなどの必死の動作時に一時的に抑制が解け不随意に出現することがある．この伸展共同運動パターンにより下肢の運動が支配された場合，無意識的にペダルを強く踏み込む動作に繋がる．特に，踵が床面から離れている場合には，3つの関節の動きがより連動しやすいと考える．

3）振り向き動作と下肢の運動

　車のバック駐車時などで，体幹を左に回旋して後ろを確認する際の動きを再現してみるとよくわかるが，座った状態で体幹を大きく左に回旋して後ろを振り向く動作を行ったとき（右ハンドルの場合），右の下肢が伸びる（伸展する）のを経験する．これは，回旋により不安定になる体幹を下肢の力でシートに押しつけて安定させている，下肢の伸展力を体幹の回旋に利用している，後方に移動する重

心に対して下肢を伸ばすことでバランスを取っている，などと考えることができる．この際の下肢の伸展も意識的なものではなく，場合によってはペダルを強く踏み込む動作に繋がる．

3. 自動車運転にかかわる身体機能

　自動車運転には，自身の思い通りに運転するための操作行動を含む運動機能と適切な情報を知覚，認知し，状況判断・意思決定する認知機能など複数の機能を用いる必要がある．これらの代表的な機能の一つとして，筋機能，体力は自動車運転にかかわる身体機能としてあげられる．

1）筋機能

　運転技能には適切なタイミングで特定の筋肉を活動させることが必要である．特に，アクセルペダルを踏み続ける操作能力とアクセルペダルからブレーキペダルへ足を移動させて踏み込む操作能力は安全に運転するために必須となる動作能力である．

　これらの動作時の筋活動に関して，アクセルペダルを踏み続けて一定速度で走行しているときには足関節の底背屈動作にかかわる前脛骨筋と下腿三頭筋の共同収縮が生じる[8]．一方，急ブレーキ時に足底をペダルから素早く離すには，足関節を背屈させる前脛骨筋の筋活動が増大し，その後，足関節底屈に関与する下腿

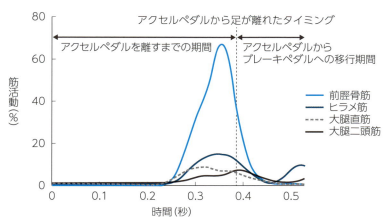

図9　ブレーキ動作時の筋活動（Fujita K, et al. Healthcare (Basel). 2021; 9: 852[9]）を改変）

三頭筋が活動する 図9 [9~11]．これはブレーキ動作時に足関節をペダルから一定の間隔で保持するために足関節底背屈筋の協調動作が必要だと考えられる．一方，ペダル操作には足関節底背屈だけではなく，アクセルペダルからブレーキペダルへの踏み替え操作時に，股関節内旋，内転することで踵を支点につま先を回旋させる動きも認められる．さらに，アクセルペダルとブレーキペダルの高さが異なる場合には，ペダルの踏み替えに股関節，膝関節の屈曲動作による足を持ち上げることが必要になる．このように，運転操作は足関節の動作のみで行っているように感じるが，膝関節，股関節の関節運動もアクセルとブレーキ操作の切り替え動作に関係しており，各関節を動かすためにさまざまな筋収縮が生じている 図10．

ブレーキ操作時間に着目して，急ブレーキ時にアクセルペダルを離すまでの時間は高齢者と若年者で差がないものの，高齢者ではアクセルペダルからブレーキペダルへの踏み替えに時間を要する[9]．これは高齢者の運転において，股関節屈曲や膝関節伸展にかかわる大腿直筋の活動開始が遅延し，大腿直筋と大腿二頭筋の同時収縮能力が低下することから[9]，股関節や膝関節の制御能力の低下が要因の一つとして影響している可能性がある．その結果，ペダルの操作性を低下させ，誤操作が発生する可能性が高くなる．

一方，ペダルの誤操作はペダルの踏み替え時にブレーキペダルの下側や側面に足を引っかけたり，足を誤った軌道で移動させたり，スリップするなどさまざま

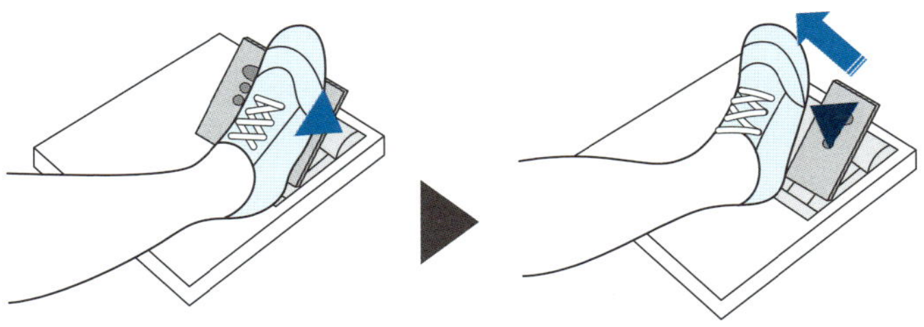

アクセルを踏み続ける	ブレーキペダルを踏む
足関節周囲筋の持続的な筋活動が必要	足関節周囲筋だけでなく，膝関節・股関節周囲筋による足の動きが必要

図10　ブレーキ動作
アクセルペダルから足を離す時に足関節背屈動作が必要となる．その後，ブレーキペダルを踏むために踵を支点に足部を動かすか，足を持ち上げてブレーキペダル側に移動する必要がある．その際，足関節だけではなく股関節・膝関節周囲の筋活動が生じる．

な要因によって起こり得る[12]．高齢者の運転操作ではペダルの踏み替え時に最短距離を移動するのではなく動作変動が大きいことが示されており，さらに，ブレーキペダルを踏み込むときの足関節周囲筋の筋出力が大きく変動することが報告されている[13]．そのため，加齢に伴う足部の運動制御能力が低下することでペダルの誤操作が生じる可能性がある．これらのことから，下肢関節運動にかかわる筋機能は運転に直接影響する要因となり，股関節，膝関節，足関節のいずれかの関節を制御する筋機能の衰退は，運転操作能力を低下させる一因となり得る．

　アクセルペダルからブレーキペダルへの切り替えのみに焦点を当てると，この操作技能は単純な動作であるため，踏み替え動作だけを遂行すること自体には，そこまで認知機能の影響は大きくない．先行研究では注意機能を評価する trail making test や認知機能を評価する mini-mental state examination がペダルの誤操作と関連がないことが報告されている[14]．この点に関しては，ペダルの誤操作は認知機能よりも運動機能の影響を受けやすい可能性がある．しかし，実際の自動車運転では，他の自動車や動物，人の飛び出し，渋滞などの状況に応じてアクセルペダルとブレーキペダルを切り替える必要があるため，その状況判断には認知機能が影響する．模擬運転環境下で前の自動車を追従する課題時にブレーキをかける反応時間を検証した研究では，情報を識別し，筋活動が開始するまでの時間（運動前反応時間）と筋活動が開始してから制御反応を起こすまでの時間（運動反応時間）に分類し，前者は認知処理速度，後者は運動実行速度を表している[15]．この研究では高齢者に関して，ブレーキ課題中の認知処理速度は女性で27.41％遅く，運動実行速度は男性で24.31％遅いことを報告している．そのため，実際の運転技能に関するブレーキ動作では状況を認識して反応する認知機能が必要となり，加齢に伴いブレーキ課題に対する認知－運動要素には性差が認められている．ブレーキ動作は運転に関連する重要な課題となるため，これらの機能低下が示された場合，対象者に応じた対応が必要となる．

2）体力

　自動車運転は身体的負荷が低く，座位姿勢から動くことが少ないため体力が直接影響しないという印象をもつかもしれない．しかし，体力は運転するために必要となる認知機能と関係しており，間接的に影響することが先行研究で示されている．

　まず，体力に関連する要因として，心肺フィットネス（cardiorespiratory fitness：CRF）は運動中に筋肉への酸素供給能力と酸素消費能力が合わさったもので，心肺持久力ともいわれている．CRFは脳神経ネットワークにおける認知機能

の低下[16]だけでなく，視空間認知機能にも影響を及ぼす[17]．特に，視覚的に状況判断を行いながら音楽を聴いたり同乗者と話したりするなど多重課題遂行に必要な認知課題では重要な機能となる．これらは自動車運転に必要不可欠な機能であり，CRFが運転技能に関係する可能性がある．

運転しているときには走行車線を逸脱しないように維持するだけではなく，予期せぬ危険な状況に対応するために，「抑制」「移行」「更新」「認知処理速度」といった流動的な認知機能が求められる 図11．運転に関する認知機能の定義はさまざまな報告があげられているが，今回示している各認知機能は状況変化に対応するために必要な機能となる．具体的には，自動車運転中に関係ない情報や気が散るような情報を「抑制」し，道路や標識などの情報に注意を持続することが必要となる．また，運転中の室内温度調節やウィンカーの点滅など付加的な課題に従事する場合には，運転手は課題間で効率的に注意を「移行」させ，関連する環境の状況に応じて情報を「更新」することが求められる．抑制，移行，更新は包括的に実行機能とよばれており[18]，自動車運転を行う上で重要な要因となる．さらに，他の自動車が急に飛び出したり，自分の前を走行している自動車が急ブレーキをかけたりしたときには，自動車運転を制御するために「認知処理速度」が必要となり，これは運転技能とも関連している．これらの認知機能は，運転中に走行車線を逸脱しないように制御し，他の自動車などの状況に応じて速度をコン

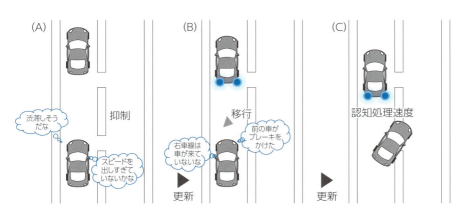

図11　流動的な認知機能
(A) さまざまな情報の中で自動車運転に関係のない情報を「抑制」する必要がある．(B) 前の自動車がブレーキをかけたことに対して，そのことを認識し，減速したり右車線に移動したり行動を起こすための情報に注意を「移行」する．これは環境や状況に応じて変化しており，情報を「更新」し続けることが求められる．(C) 更新した情報を基に正しい判断を行うためには「認知処理速度」が必要となり，運転技能にも関連している．

トロールしている.

　これらの認知機能と身体機能の関連性について, 運動中に筋活動を維持するための有酸素能力である心血管フィットネスや関節運動を円滑に行うための運動協調フィットネスのような身体活動が認知機能と関係している[19]. 心血管フィットネスは脳内における感覚運動ネットワークの活性化に, 運動協調フィットネスは視覚, 空間ネットワークの活性化に関連しており, 両フィットネスともに実行機能を向上させる[20]. 実行機能は異なる脳領域の神経ネットワークを形成しており, 各フィットネスが脳の構造的・機能的変化に恩恵をもたらすかもしれない. さまざまな脳領域の中でも, 主に前頭前野が実行機能に関係するが, ほかにも頭頂葉や側頭葉が関連している. これらの脳領域は加齢の影響を受けやすいにもかかわらず, 高い身体活動やトレーニングによって有益な効果をもたらす可能性がある. さらに, 認知処理速度は白質構造と大きく関係しており, トレーニングによって白質や髄鞘の加齢変化を減弱させることで速い神経伝導速度を維持できるため, 実行機能との効果的な統合を促進させる. そのため, 心血管, 運動協調機能が高いことで実行機能の神経基盤が構築され, 認知処理速度も上昇することが推察される.

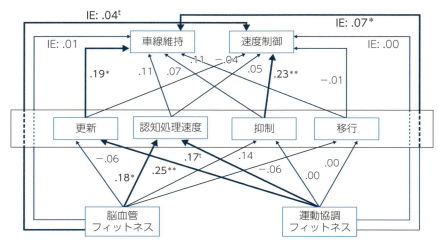

図12　運転技能, 認知機能, 体力の関係性を示すパス図（Stojan R, et al. Front Aging Neurosci. 2021; 13: 686499[18]）を改変）
上段: 運転技能（車線維持, 速度制御）, 中段: 認知機能（更新, 認知処理速度, 抑制, 移行）, 下段: 体力領域（脳血管フィットネス, 運動協調フィットネス）
太い矢印は有意差あり, もしくは有意な傾向を示す. IE: 間接効果　*$p < 0.05$, **$p < 0.01$, tp < 0.10

Stojanら[18]は，運転技能，流動的な認知機能，体力間の複雑な関係性を調査するために，パス解析を行った 図12 ．このパス図に関する運転技能ではドライビングシミュレータを用いて横方向の自動車位置変動を示す車線維持と状況に応じて速度を調整する能力を示す速度制御を計測し，流動的な認知機能は独立した評価方法を用いて抑制，移行，更新，認知処理速度を評価した．さらに，体力の2つの指標として心血管フィットネスと運動協調フィットネスを計測した．この先行研究では認知負荷が高い条件での認知機能と運転技能が関連することを示しており，車線維持には更新，速度制御には抑制の認知機能が影響することを示した[18]．車線維持は，持続的な状況認識と環境の視空間情報の更新が必要となる．一般的に，認知負荷が増大すると課題に対する認知機能は制限される．更新能力が低い対象者は，付加的な課題に従事すると運転中の車線を維持する能力に干渉する可能性がある．速度制御には，前を走行する自動車との衝突を回避するために注意機能と予測的な制御機能が必要となり，優先度が低い情報を抑制できなければ，速度を十分に制御できない．これは，気が散るような運転状況や認知的負荷が高い運転状況では，さらに顕著に速度を制御できなくなる可能性がある．

　一方，流動的な認知機能と体力の関係性に関しては，心血管フィットネスは認知処理速度に，運動協調フィットネスは更新と認知処理速度に影響することを示した[18]．心血管フィットネスは，主に脳血流と血管機能の改善に関連した脳代謝の変化を誘発する可能性がある[21]．運動協調フィットネスは，代謝的変化をあまり誘発しないが，より高いシナプス結合や神経ネットワークの構築など機能的変化に関連することを示した[22]．このように両方のフィットネスは特異性が示されており，別々の戦略によって認知機能に影響するとともに運転技能にも反映するため，体力向上は健康維持だけではなく，自動車運転の技能にも貢献している．以上のことから，高齢者は高い身体活動量が得られる日常生活を送ることで，自動車運転の安全性を高めることに繋がる可能性がある．

まとめ

　現代を生きる高齢者は一昔前と比較して健康を維持するモチベーションが高く，健康寿命が延長している．その状況において，自動車運転は生活範囲を拡張させるために必要な技能であり，地域によっては運転することが生活の一部になっている人も多い．確かに，ある一定の年齢を過ぎると免許証返納も考えなければならない．しかし，その前に自身の身体機能と運転技能を見直し，運動を行うことで安全な運転を継続できる術を探索することも必要だと感じる．

健康寿命を延ばすために運動することは，身体機能を維持・向上するだけではなく自動車運転技能にも通じている．この技能にかかわる対象者の身体機能を細分化して評価することが，安全な自動車運転を行うために重要な役割を担う．

【文献】

1) 厚生労働省．2019年 国民生活基礎調査の概況．https://www.mhlw.go.jp/toukei/saikin/hw/k-tyosa/k-tyosa19/dl/14.pdf（閲覧日 2022年6月27日）
2) スポーツ庁．令和2年度体力・運動能力調査報告書．調査結果の概要．https://www.mext.go.jp/sports/content/20210927-spt_kensport01-000018161_3.pdf（閲覧日 2022年6月27日）
3) Inoue W, Ikezoe T, Tsuboyama T, et al. Are there different factors affecting walking speed and gait cycle variability between men and women in community-dwelling older adults? Aging Clin Exp Res. 2017; 29: 215-21.
4) Ikezoe T, Mori N, Nakamura M, et al. Age-related muscle atrophy in the lower extremities and daily physical activity in elderly women. Arch Gerontol Geriatr. 2011; 53: e153-7.
5) Nakamura M, Ikezoe T, Nishishita S, et al. Acute effects of static stretching on the shear elastic moduli of the medial and lateral gastrocnemius muscles in young and elderly women. Musculoskelet Sci Pract. 2017; 32: 98-103.
6) Suzuki T, Nishita Y, Jeong S, et al. Are Japanese older adults rejuvenating? Changes in health-related measures among older community dwellers in the last decade. Rejuvenation Res. 2021; 24: 37-48.
7) 内閣府．令和2年版高齢社会白書（全体版）．高齢期の暮らしの動向．https://www8.cao.go.jp/kourei/whitepaper/w-2020/zenbun/pdf/1s2s_02.pdf（閲覧日 2022年6月27日）
8) Jammes Y, Behr M, Weber JP, et al. Consequences of simulated car driving at constant high speed on the sensorimotor control of leg muscles and the braking response. Clin Physiol Funct Imaging. 2017; 37: 767-75.
9) Fujita K, Kobayashi Y, Sato M, et al. Kinematic and electrophysiological characteristics of pedal operation by elderly drivers during emergency braking. Healthcare（Basel）. 2021; 9: 852.
10) Bucsuhazy K, Svozilova V, Semela M, et al. Analysis of driver reaction during braking and avoidance maneuver. IOP Conf Ser Mater Sci Eng. 2019; 603: 042085.
11) Nishimoto T, Nagai K. Influence of aging on lower extremity electromyogram under crash stopping. Trans Jpn Soc Mech Eng Ser C. 2012; 78: 2962-71.
12) McGehee DV, Roe CA, Ng Boyle LN, et al. The wagging foot of uncertainty: data collection and reduction methods for examining foot pedal behavior in naturalistic driving. SAE Int J Trans Saf. 2016; 4: 289-94.
13) Cantin V, Blouin J, Simoneau M, et al. Driving in a simulator and lower limb movement variability in elderly persons: can we infer something about pedal errors. Adv Transp Stud. 2004; 39-46.
14) Freund B, Colgrove LA, Petrakos D, et al. In my car the brake is on the right: pedal errors among older drivers. Accid Anal Prev. 2008; 40: 403-9.

15) Casamento-Moran A, Patel P, Zablocki V, et al. Sex differences in cognitive-motor components of braking in older adults. Exp Brain Res. 2022; 240: 1045-55.
16) Colcombe SJ, Kramer AF, Erickson KI, et al. Cardiovascular fitness, cortical plasticity, and aging. Proc Natl Acad Sci USA. 2004; 101: 3316-21.
17) Wang CH, Tsai CL. Physical activity is associated with greater visuospatial cognitive functioning regardless of the level of cognitive load in elderly adults. J Sport Exerc Psychol. 2016; 38: 69-81.
18) Stojan R, Kaushal N, Bock OL, et al. Benefits of higher cardiovascular and motor coordinative fitness on driving behavior are mediated by cognitive functioning: a path analysis. Front Aging Neurosci. 2021; 13: 686499.
19) Levin O, Netz Y, Ziv G. The beneficial effects of different types of exercise interventions on motor and cognitive functions in older age: a systematic review. Eur Rev Aging Phys Act. 2017; 14: 20.
20) Voelcker-Rehage C, Godde B, Staudinger UM. Cardiovascular and coordination training differentially improve cognitive performance and neural processing in older adults. Front Hum Neurosci. 2011; 5: 26.
21) Dupuy O, Gauthier CJ, Fraser SA, et al. Higher levels of cardiovascular fitness are associated with better executive function and prefrontal oxygenation in younger and older women. Front Hum Neurosci. 2015; 9: 66.
22) Demirakca T, Cardinale V, Dehn S, et al. The exercising brain: changes in functional connectivity induced by an integrated multimodal cognitive and whole-body coordination training. Neural Plast. 2016; 8240894.

〈光武　翼，柊　幸伸〉

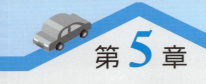

第5章
認知症，軽度認知機能低下 と 運転

　認知症のある人を中心に，事故率の高さなどから高齢者の運転は大きな社会問題として注目されている．事実，2022年の道路交通法の改正[1]では，75歳以上の方の免許更新が厳しくなった．

　例えば，これまでは認知症と認定されると免許取り消しなどの措置がとられていた．ところが認知症でなくても運転技能に問題ありと判断された場合は，免許更新ができなくなった．具体的には，高齢運転者対策の強化として，後期高齢者を対象に，「運転技能検査（実車試験）制度」が導入され，また「一定の違反歴」（過去3年以内に信号無視，速度超過，踏切不停止，携帯電話使用など）がある人は，実車による運転技能検査に合格しないと免許更新ができなくなった．このように，認知症のみならず運転技能に問題があると判断された高齢者でも，免許が更新されなくなった．

　こうした現状において，本稿は運転をやめるべき危険兆候から説き起こす．そして認知症高齢者の交通事故の疫学，運転に必要な心身機能，さらに運転技能を適切に評価する方法を述べる．終わりに，運転を止めてもらうために医療者や周囲がどう働きかけるべきかについて説明する．

1. 運転をやめるべきタイミング

　運転には，感覚，諸機能を協調的に統合する能力，柔軟性と体力などが不可欠である．具体的には，しっかりした視力・聴力，異なるタイプの情報を迅速に統合する能力，迷いのない素早い行動が求められる．

　ところが高齢者一般では，動作緩慢や聴力低下といった神経学的な加齢現象がある．また反応時間や処理スピードの低下といった認知機能の低下もみられる．そして認知症の他に，関節炎，糖尿病，睡眠障害，パーキンソン病など身体能力に関与する疾患もしばしばみられる．

　このように運転に求められる能力は，認知機能，身体能力，両者の混合能力に分類できる．認知機能とは，視覚，知識，記憶（言語・視覚的）注意，視空間能力（距離や回転感）などに関わるものである．また身体能力とは四肢や手足の運

動の正確さや速さを意味する．そして心身混合能力には反射動作も含む．これらのうち，本稿では認知機能に注目する．

　多くの場合，当事者は自分の運転が孕む危険性を自覚していない．家族の中には，いわゆる横乗り（運転する当事者の横に着席：co-pilot）して運転の安全性を評価する者が少なくない．しかし実は，それ自身の危険性が高いとされる．Alzheimer's and dementia caregiver center は，運転が危険であることを示唆する具体例として以下をあげている[2])．これをイラスト図とともに示す．まず，すっかり有名になったブレーキとアクセル操作の誤り 図1 がある．また知っているはずの場所を脳内地図に描けなかったり，運転の目的地を忘れたりすることもある 図2 ．さらに信号を見誤ること，あるいは路上での判断が遅かったり誤ったりすることも怖い 図3 ．左右幅の感覚に問題があれば，カーブではみ出したり車線変更が下手になったりするだろう．また交差点でのミスもこうした類いかもしれない 図4 ．多くの人が知っているように，初心者と高齢者の運転では，運転速度が速すぎたり遅すぎたりすることが稀でない 図5 ．そして横乗りの危険性に関係するが，親切心が仇になって運転中に立腹させたり，混乱させたりすれば，これは危険である 図6 ．

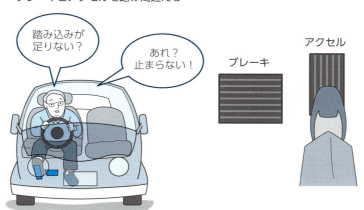

図1　ブレーキとアクセルの誤り

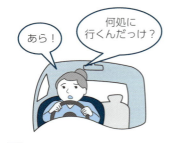
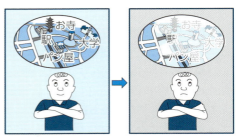

図2 脳内の地図

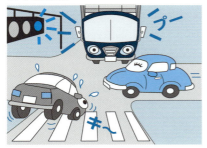
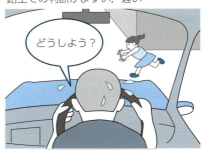

図3 見誤りや判断ミス

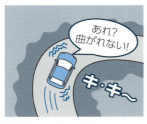
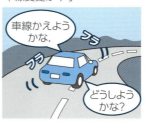
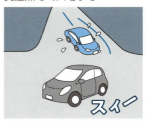

図4 幅感覚の問題

2. 認知症者の運転事故の疫学

　いわば常識として，認知症のドライバーの事故危険性は高いといわれる．また走行距離が短いので高齢ドライバーの事故率は若者のドライバーのそれよりも低

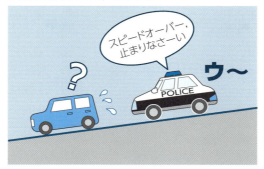

図5　不適切な速度

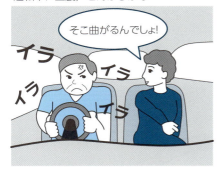
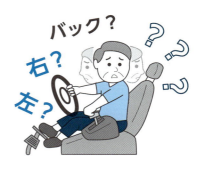

図6　横乗り（Co-pilot）の危険

い．だから距離あたりに換算すると，高齢ドライバーの事故率はティーンエイジャーのそれに匹敵するほど高いともいわれる．そして認知症高齢者は，同年齢の認知症がない人に比べて，事故率は 2〜18 倍とされる[3〜6]．

一方で，認知症になるとリスクが高くなると簡単には言い難いとする意見もある．この意見に反対だとしたのが，アメリカのワシントン州における 1999 年から 2009 年において警察が記録した交通事故記録を検討した報告である[7]．ここでは 65〜79 歳の住民を対象に，認知症の有無による衝突事故の発生率の違いが検討されている．運転免許を有する 29,730 人が対象者である．このうち 6％の人に認知症があったが，衝突事故の年間発生率 1,000 名のドライバーあたり 14.7 件であった．そして認知症のない者に比べたときのハザード比（相対的危険度）

は 0.56（95% CI 0.33, 0.95）と有意に低値であった．この結果について本研究は，認知症と診断されたドライバーは用心深く運転し，運転の時間数や距離を控えるからむしろ有意に低くなったのではないかと考察している．

一方で最近では，若年性認知症の人に注目して入院に結び付く交通事故率を調査したものもある[8]．その結果，ハザード比は（1.83; 95% CI 1.63-2.06）と約2倍であった．しかも 40 〜 44 歳だと（3.54; 95% CI 2.48-5.07）と倍増し，観察期間が 1 年以内の対象者でも（3.53; 95% CI 2.50-4.98）であった．若年性認知症患者の数は少ないが，これは看過できない高い危険性である．

3. 運転に関与する脳領域

従来の研究[9, 10]から以下がわかっている．まず視覚を中心的に司る後頭葉，視空間機能や場所認識に関わる頭頂葉と楔前部，また運動反応と四肢・眼球運動に関わる中心前回と前頭眼野，運動のコントロールと動作の計画に関わる補足運動野と小脳，さらに注意とエラー検出に関わる帯状回である．

とくに視覚の認知プロセスはとても重要だろう．後頭葉の 1 次視覚野から視覚連合野への流れの中で情報が認知されるが，図7 に示すように，これには dorsal stream（背側）と ventral stream（腹側）の 2 経路がある．前者は，注目物

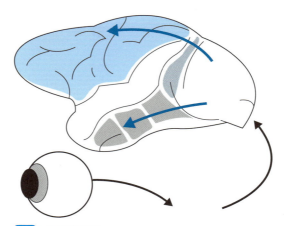

図7　2つの視覚路
眼から入った情報は後頭葉の1次視覚野にいく．そこからは背側視覚路と腹側視覚路との2つの流れになる．前者は物体の位置や方向を知ることに，後者は外界の物体の形状を認識することに貢献する．

の位置と動きの認識，つまり「どこ？　どうやって？」の情報を担う．後者は，場所や動き以外の性質，例えば色や形の認識，すなわち「どんな？」の情報を担う．それだけにこれらは，運転に際して不可欠な部位である．

4. 運転技能と脳機能の関係

　アルツハイマー型認知症（AD）のドライバー 79 名の運転技能と脳血流の関係を SPECT（single photon emission computed tomography）で検討した報告がある[11]．運転技能は介護者の評価により得点化されている．運転技能と相関したのは頭頂－側頭部の血流であった．また運転技能が低下するほど前頭葉の血流低下が顕著であったとされる．

　また事象関連電位を用いて AD 者の運転機能の障害に関わる脳構造を調査した報告がある[12]．結果として，自分の動作を認識することに関係した放射状の運動視などの視空間能力の障害が初期からみられるとされる．

　さらに near infrared spectroscopy を用いて 12 名の AD 者と 14 名の健常高齢者において，仮想運転の中で衝突を避けようとする際の脳内活動を観察した研究もある[13]．その結果，健常者ではブレーキを踏む動作が遅いことと前頭前野の機能低下と関係していた．けれども AD 者においてはその相関がみられなかったとされる．

5. 認知症者の危険運転の予測因子

1）認知症の罹患期間と重篤度

　認知症の罹患期間と重篤度が運転技術の障害と関連するとした Drachman らの臨床研究がある[14]．これは 130 名の AD 者の介護者と 112 名の年齢をマッチさせた対照群への質問調査である．AD 者での年間衝突件数は 0.091 に対し，後者は 0.040 であり，2 倍以上も高かった．とくに罹患期間が 3 年以上の者で高率であった．もっとも 65％の認知症者は運転距離を制限しており，50％の者は発症の 3 年以内に運転を辞めていたともされる．

　イギリスの報告[15]によれば認知症者の 22％は発症から 3 年後に至るまで運転を継続していたが，その 2/3 は医師により運転技能に障害あると判定されている．Clinical dementia raring（CDR）は認知症の総括的な重篤度を簡易に表現する優れた尺度である．この CDR に基づいて，重篤度に伴い運転技能が低下することが示されている[16]．

2）性

　　男性のほうが高い危険性を有する．これに関する Carr らの説明[17]は興味深い．つまり女性は高齢になると運転を辞めがちで，夫など男性に乗せてもらうことが増えるためではないかという．1つの性的役割（gender role）として，男性は運転時間が女性より長くなりがちだと述べている．

3）本人もしくは家族の報告

　　現状評価一般において，認知症の場合は，本人よりも家族評価の結果は厳しくなりがちである．とくに運転に関しては本人の運転技術の自己評価は甘く，危険性が高いから運転を止めようといってもわかってもらえない．もっとも家族評価が交通事故や運転技能と必ずしも相関するわけではない．本人，家族介護者，脳神経内科医の3者が本人の運転技能をそれぞれ評価し，路上運転技能テストの得点と比較した研究がある[18]．結果として脳神経内科医の評価だけが路上運転技能テスト成績と相関したとされる．

　　もっとも質問項目をある程度以上に増やし漏れの少ない質問項目にすることで加増による報告の信頼性を向上させられるという意見もある[19]．

4）認知神経心理学的尺度

　　世界的に最もよく使われる認知機能スクリーニング検査の MMSE（mini mental state examination）が運転技能と関係するか否かの報告結果は相半ばする．結論的に MMSE 得点は，認知機能障害の程度と相関するが，将来の衝突事故を予測するほどのものではない[20]．

　　MMSE のような全般的認知機能ではなく，運転に関連すると思われる個々の認知能力は実際の運転技能と相関するかもしれない．とくに前頭葉が関わるとされる遂行機能を必要とする時計描画，ポルテウス迷路，トレイルメイキングなどが注目される[20]．例えば，時計描画における模写の能力は，右の大脳半球が関わる視空間における構成能力を反映し，指示に応じて時計を描く能力は前頭葉が関与する遂行機能を反映する．

　　また視覚注意や視覚認知などのテストも認知症の有無に関わらず運転技能と関連するとされる．とくに視覚注意のスピード，また注意を逸らされても注視物から目を離さない能力が大切なようだ．また Duchek ら[21]はコンピュータを用いた実験から，認知症の重篤度に関わらず，視覚探索能力（視野の中から目的物を探す能力）が運転能力を予測すると述べている．

　　最近ではコンピュータを用いた測定実験の報告も多い．例えば，運転風景の仮

想空間における運転技術と関係の深い視空間能力を測定するものもある[22, 23].

この視空間能力は一般的な認知機能評価に比べて実車能力との相関性が強いとされる．なお視空間能力の測度として有名なのはWechsler Adult Intelligence Scale Ⅲ[24]のブロックデザインや図完成（picture completion），ラインオリエンテーション判定の問題である．

以上より，認知症者における運転技能と相関するのは視空間能力および遂行機能だと要約される．しかしこれだけで運転能力を判断してはならない．やはり実車や仮想路上テストを行う必要がある．

5) 路上運転テスト

運転能力を最も正確に評価できるのは，この路上運転であろう．例えばOdenheimerら[25]は，教習コースと一般路上で被検者の運転の安全性，信頼性，妥当性を評価する45分間のテストを行っている．その結果，このテスト成績は，MMSE，視覚記憶，交通信号認識テストの得点と相関したと述べている．

Huntら[26]は興味深い実験を行っている．認知症が境界域から軽度の25名のAD患者と13名の年齢をマッチさせた対照群とに1時間の路上運転テストをした．軽度認知症者のうち40%は運転応力に問題ありとされた．これに対し，境界域も含めたそれ以外のグループには問題がなかった．その40%の認知症者においてはある種の項目で失敗がみられた．すなわち，総合的な判断，方向指示の行為，指示に従うこと，自分の運転が他車に及ぼす影響の察知，適切な運転速度である．しかし筋力や関節の可動性などは無関係であった．さらに筆者らはその後も追跡調査を行った結果，路上テストでの不合格率は対照群で3%であったのに，ごく軽度AD者で19%，軽度AD者で41%であったとし，初期の研究結果を確認している．

こうした路上の実車は，真の運転能力を測定する上で有用である．しかし認知症があることがわかっている者に路上運転を課することは，当人にも評価者，さらに他の運転手への危険性を孕む．それだけに倫理的懸念は避けられない．

6) 仮想運転テスト

このテストの良さは，安全にさまざまなリスク場面を想定して低コストで運転技能を評価できることと思われる．

この分野の初期研究にIowa運転シミュレータを用いたものがある[27]．そこでは視空間能力の障害が認知症者の運転技術低下に関連しているという従来の報告を確認している．またCoxら[28]は，運転技能の質的側面を評価している．その

結果，AD者は道路をはみ出しやすいこと，運転速度が遅いこと，停止時にブレーキをかける圧が小さいこと，左折時（左ハンドル）に手間取る，と指摘している．なお実際の衝突事故を予測する鍵になるのは不注意（とくに視覚的注意）と反射が遅いか不適切であることだという報告[29]もある．注目すべきは，運転シミュレータ上の危険な失敗や運転ルールを守らないことは，路上の実車能力に相関するという報告[30]である．

7) 運転能力評価上の留意点

以上からは，運転シミュレータ上は運転技術の測定法として今のところ最も優れていると思われるかもしれない．しかし被検者の心理面を考えたとき，必ずしもそうとはいえない．というのは，テスターがいることで過度に緊張したり用心深くなったりするかもしれない．また自分の車ではなくシミュレータで試されるのは不快であろう．一方で既述のように路上の実車は両者に危険である．このように至適な評価方法があるわけではないから，現実にはいくつかのテストの組み合わせが最も正確な適性診断につながるようだ[31]．

6. 運転を止めてもらう

運転禁止は認知症高齢者に大きなインパクトを与える．こうした人々にとって運転はある種の特権であり，自立していることの証でもある．また日常生活や社会活動を営む上で不可欠である[32]．

そこで認知症者に免許失効がもたらす影響を調べたカリフォルニアの研究がある[33]．それによれば，多くの人は家族や友人に乗せてもらうようになった．しかし代替として歩行や公共交通機関などの利用は増えなかった．失効により移送手段が不便になったと感じるのは，より若い人，より健康な人，運転できる同居人がいない人で顕著であった．したがって当人はもとより家族介護者も不便を感じており，両者がうつ状態に陥りやすいことも示されている．

それだけに，早すぎる免許返納は考えものである．止めるにしても当事者とオープンにその理由ならびに代替手段を話し合う必要がある．

7. 医師による運転を止めるためのアドバイス

普通は家族が免許返納と運転を止めることを本人に促す．家族総出の説得でもそう簡単にはいかないことから，担当医に相談が持ち込まれることもある．経験

的には医師による助言は重要である．その背景には，医師が運転の危険性に関する蓄積されたエビデンスや医学に関わる危険因子を知っているからという信頼感があるようだ[34]．

このような場合，筆者は次のように話を進めるのがいいかと考えている．
- まずは当事者の気持ちを話してもらう．
- 過去の接触や危険場面など，ご家族の思いを述べてもらう．
- できれば医師を含む仲介者から意見をもらう．
- これらを繰り返し一度に決めない．段階を踏んでじっくり．

なお，いきなり運転を止めることは稀である．そこで移行期や妥協が必要になる．具体的には次のような条件が考えられる．
- いつまでできる？ 認知症が軽度な時期だけ，発症後3年まで
- いつなら？ 日時限定，天候の良い昼間のみ
- どこでなら？ 熟知した場所に限る，一般道のみで高速道路はだめ
- 1人運転は？ できるだけ止めて，誰かが同乗して

こうしたプロセスに関して，Byszewskiらによる運転を止めるまでに医療関係者がなすべきことを要約した報告[35]は簡潔かつ実際的なものである．

まとめ

運転禁止の理由は本来，認知症の診断があることではない．あくまで運転技術次第だ．しかしアメリカの精神科学会，神経学会，認知症学会などにより認知症の人の運転に関するガイドラインが公表されている．いずれも中等度以上の認知症の運転中止を推奨している．また軽度認知症については，唯一神経学会は中止としているが，他の学会では運転能力の評価を勧めている[20]．

わが国でもそうだが，軽度認知障害のようなグレーゾーンの者への対応は難しい．コストパフォーマンスやマンパワーを考えると現実には容易でないが．多職種からなる評価チームによる評価が望ましいだろう[36]．

忘れてはならないのは，軽度認知障害などで今も運転している人の運転能力維持という課題である．運転は確かに総合的な認知トレーニングだといえるだけに，時に聞く「運転を止めるとボケが進む」という関係者の本音もわからないわけではない．いかにして運転中止を実現するかが大きな課題である．

なお禁じられても，また免許の返納をした後も，病識や洞察のなさにより，運転しようとする人はいる[37]．最後の手段としては，キーの取り上げ，バッテリー外し，車輪のワイヤー固定などが行われることもある．あるいは修理と称して車

を本人の目に届かない場所に移すこともあるだろう．車の売却や自動車保険の中止に至ればその増収入を，今後のバス代，タクシー代などに回すこともできる．

【文献】

1) 令和4年5月13日施行改正道路交通法について．警視庁．〈https://www.keishicho.metro.tokyo.lg.jp〉
2) Alzheimer's and dementia caregiver center. 〈https://www.alz.org>safety>dementia-drivingDementia&Driving-Alzheimer's Association〉
3) Zuin D, Ortiz H, Boromei D, et al. Motor vehicle crashes and abnormal driving behaviours in patients with dementia in Mendoza, Argentina. Eur J Neurol. 2002; 9: 29-34.
4) Drachman DA, Swearer JM. Driving and Alzheimer's disease: the risk of crashes. Neurology. 1993; 43: 2448-56.
5) Dubinsky RM, Williamson A, Gray CS, et al. Driving in Alzheimer's disease. J Am Geriatr Soc. 1992; 40: 1112-6.
6) Friedland RP, Koss E, Kumar A, et al. Motor vehicle crashes in dementia of the Alzheimer type. Ann Neurol. 1988; 24: 782-6.
7) Fraade-Blanar LA, Hansen RN, Chan KCG, et al. Diagnosed dementia and the risk of motor vehicle crash among older drivers. Accid Anal Prev. 2018; 113: 47-53.
8) Liu CC, Liu CH, Chang KC, et al. Association between young-onset dementia and risk of hospitalization for motor vehicle crash injury in Taiwan. JAMA Network Open. 2022; 5: e2210474.
9) Calhoun VD, Pekar JJ, McGinty VB, et al. Different activation dynamics in multiple neural systems during simulated driving. Hum Brain Mapp. 2002; 16: 158-67.
10) Graydon FX, Young R, Benton MD, et al. Visual event detection during simulated driving: identifying the neural correlates with functional neuroimaging. Transport Res Part F. Traffic Psychol Behav. 2004; 7: 271-86.
11) Ott BR, Heindel WC, Whelihan WM, et al. A SPECT imaging study of driving impairment in patients with Alzheimer's disease. Dement Geriatr Cogn Disord. 2000; 11: 153-60.
12) Yamasaki T, Tobimatsu S. Driving ability in Alzheimer disease spectrum: neural basis, assessment, and potential use of optic flow event-related potentials. Front Neurol. 2018; 9: 750.
13) Tomioka H, Yamagata B, Takahashi T, et al. Detection of hypofrontality in drivers with Alzheimer's disease by near infrared spectroscopy. Neurosci Let. 2009; 451: 252-6.
14) Drachman DA, Swearer J, the Collaborative Group. Driving and Alzheimer's disease: the risk of crashes. Neurology. 1993; 43: 2448-56.
15) O'Neill D, Neubauer K, Boyle M, et al. Dementia and driving. J R Soc Med. 1992; 85: 199-202.
16) Dubinsky RM, Stein AC, Lyons K. Practice parameter: risk of driving and Alzheimer's disease (an evidence-based review). Neurology. 2001; 54: 2205-11.
17) Carr D, Jackson T, Alguire P. Characteristics of an elderly driving population referred to a geriatric assessment center. J Am Geriatr Soc. 1990; 38: 1145-50.
18) Brown LB, Ott BR, Papadonatos GD, et al. Prediction of on-road driving performance in

patients with early Alzheimer's disease. J Am Geriatr Soc. 2005; 53: 94-8.
19) Brashear A, Unverzagt FW, Kuhn ER, et al. Simple office tools to predict impaired drivers with dementia [abstract]. Neurology. 2002; 58（suppl 3）: A275-6.
20) Brown LB, Ott BR. Driving and dementia: a review of the literature. J Geriatr Psychiatry Neurol. 2004; 17: 232-40.
21) Duchek JM, Hunt L, Ball K, et al. Attention and driving performance in Alzheimer's disease. J Gerontol B Psychol Sci Soc Sci. 1998; 53: 130-41.
22) Brown LB, Stern RA, Cahn-Weiner DA, et al. Driving scenes test of the neuropsychological assessment battery and on-road driving performance in aging and very mild dementia. Arch Clin Neuropsychol. 2005; 20: 209-15.
23) Reger MA, Welsh RK, Watson GS, et al. The relationship between neuropsychological functioning and driving ability in dementia: a meta-analysis. Neuropsychol. 2004; 18: 85-93.
24) Wechsler D. Administration and scoring manual. 3. Wechsler Adult Intelligence Scale. San Antonio, Tex: The Psychological Corporation; 1993.
25) Odenheimer GL, Beaudet M, Jette AM, et al. Performance-based driving evaluation of the elderly driver: safety, reliability, and validity. J Gerontol.1994; 49: M153-9.
26) Hunt LA, Morris JC, Edwards D, et al. Driving performance in persons with mild senile dementia of the Alzheimer type. J Am Geriatr Soc. 1993; 41: 747-53.
27) Rizzo M, Reinach S, McGehee D, et al. Simulated car crashes and crash predictors in drivers with Alzheimer's disease. Arch Neurol. 1997; 54: 545-51.
28) Cox DJ, Quillian WC, Thorndike FP. Evaluating driving performance of outpatients with Alzheimer disease. J Am Board Fam Pract. 1998; 11: 264-71.
29) Rizzo M, McGehee DV, Dawson JD, et al. Simulated car crashes at intersections in drivers with Alzheimer's disease. Alzheimer Dis Assoc Disord. 2001; 15: 10-20.
30) Freund B, Gravenstein S, Ferris R, et al. Evaluating driving performance of cognitive impaired and healthy older adults: a pilot study comparing on-road testing and driving simulation. J Am Geriatr Soc. 2002; 50: 1315.
31) Piersma D, Fuermaier ABM, de Waard D, et al. Prediction of fitness to drive in patients with Alzheimer's dementia. PLoS One. 2016; 11: e0149566.
32) Andrew C, Traynor V, Iverson D. An integrative review: understanding driving retirement decisions for individuals living with a dementia. J f Adv Nurs. 2015; 71: 2728-40.
33) Taylor BD, Tripodes S. The effects of driving cessation on the elderly with dementia and their caregivers. Accid Anal Prev. 2001; 33: 519-28.
34) Bahro M, Silber E, Sunderland T. Giving up driving in Alzheimer's disease: an integrative therapeutic approach. Int J Geriatr Psychiatry. 1995; 10: 871-4.
35) Byszewski A, Molnar FJ, French Markley V. Driving and dementia toolkits for health professionals and for patients and caregivers. CGS Journal of CME. 2012; 2: 10-3.
36) Carr D, Schmader K, Bergman C, et al. A multidisciplinary approach in the evaluation of demented drivers referred to geriatric assessment centers. J Am Geriatr Soc. 1991; 39: 1132-6.
37) Mace NL, Rabins PV. The 36-Hour Day. 2nd ed. Baltimore: Johns Hopkins University Press; 1991.

〈朝田　隆〉

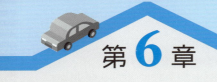

第6章
自動車運転と高齢者の視機能①
〔検査編〕

1. 高齢者の交通事故

　高齢化が進む我が国において，交通事故による死者総数は年々減少してきているが，死者総数全体に占める高齢者の割合は増加している．年齢別には 70 歳以上で急激に増加しており，状況別にみると，自動車運転中の事故は，歩行中，自転車運転中に次いで多い[1]．

　一杉は，原付以上運転者（第 1 当事者）の年齢別 10 万人あたりの死亡事故件数の推移をまとめた．その割合が最も多いのは，85 歳以上で 16.7 件，次いで 16～19 歳で 13.5 件，以下，80～84 歳 10.6 件，75～79 歳 6.7 件となっており，若手ドライバー（初心者）を除けば，年齢と共に交通死亡事故件数は増加している[2]．

　事故の状況を詳しくみると，運転ミスによる正面衝突が最も多く，その原因として，自身の習慣による無意識経験が影響し危険な事態に対する適切な回避行動がとれないこと，ダブルタスクによる判断ミスの増加，運転中の体調変化の影響などがある．高齢になるほど死亡事故を起こしやすいことから考えると，加齢による感覚・知覚機能や認知機能，身体感覚やバランス感覚の低下が影響しているといわれている[3]．

2. ヒトの視覚情報処理 —ものが見える仕組み—

　深井[4] は，視覚情報処理の流れを眼から脳（入力系），脳内統合（統合系），脳から眼（出力系）の 3 つの段階で表し 図1 ，これらを総称して「視能 visual ability」という用語で説明している．

　入力系では，眼球で捉えられた外界の情報が網膜で電気信号に変換され，視神経を経由して後頭葉の視覚中枢（第一次視覚野：V1）に到達する．次に統合系によって，入力された信号を基に対象物の形や色を認知することによって初めて「見えた」と感じることができる．出力系では，本人が「見えた」と感じたことを言葉に表現したり，眼球運動によって視線を移動させたりする．視機能を評価す

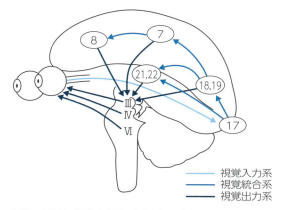

図1 視能の全体像(深井小久子.視能矯正の枠組み.In: 丸尾敏夫,他,編.視能学.第3版.東京:文光堂;2022. p.198-214.[4])
Ⅲ:動眼神経核,Ⅳ:滑車神経核,Ⅵ:外転神経核,数字:各Brodmann領野

る時には,このような自覚的な応答を用いて調べることになる.

Welfordは,スポーツにおける視覚情報処理モデルを1960年に最初に提案した **図2**.熟練した運動パフォーマンスは,知覚メカニズム,意思決定メカニズム,運動・作動メカニズムという3つの中央処理経路の結果であるとしている.これら3つのメカニズムは順番に動作しているように見えるが,内因性フィードバックと外因性フィードバックによる修正効果や経験的記憶がそれぞれに影響を与えている.このプロセスは,知覚 - 行動サイクルともよばれている[5].

運転行動においても,上記に示した2つの視覚情報処理モデルが適用できる.運転者の視機能を評価する際,入力系(知覚メカニズム),統合系(意思決定メカニズム),出力系(運動メカニズム)を区別して確認することが評価のポイントになる.運転免許センターや眼科医療機関で実施されている視力検査や視野検査は,眼球から視中枢を経由し反応するまで,入力系から出力系までの一連の「視能」を評価している.

3. 運転に関連する視機能とその評価

自動車の運転中は,感覚・知覚機能を活用して外界の情報をいち早く正確に捉えなければならない.視覚機能の他に聴覚機能,触覚,運転操作を行った際の自己受容感覚も関わっているが,運転中の視覚への依存度は日常行動と比べて高くなり90%を占めるといわれる.この項では,自動車の運転に関連する視覚機能の

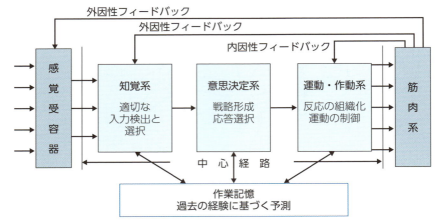

図2 知覚−行動サイクルのモデル
(Erickson GB. Optom Vis Sci. 2021；98：672-80.[5]より和訳)

中で重要な項目をいくつかあげ，その評価方法について解説する．

1）静止視力

　一般的な眼の機能として最初に思い浮かぶ基本的項目である．どれだけ細かいものが見えるか，眼に映る映像の解像度を表す．視機能のうちで物の色や形を認識し，何であるかを識別する機能を形態覚とよぶ．形態覚は，最小視認閾（1点または1線を認める閾値），最小分離閾（2点または2線を分離して識別できる閾値），最小可読閾（文字を判別できる閾値），副尺視力（2直線または3点の位置のずれを認識できる閾値）の4つの尺度に分類されている．通常の視力検査では最小分離閾を評価することとなっており，国際的にはLandolt環の使用が推奨されている．かろうじて判別できる切れ目の幅が眼に対してなす角を最小視角とよび，その逆数が我々に馴染みのある小数視力値である．5mの距離で小数視力1.0のLandolt環は，外径7.5mm，太さ1.5mm，切れ目の幅1.5mmと予想以上に小さい．この時の切れ目のなす角度が1分（1/60°）となる．

　視力値を正確に測定するには，視標外寸誤差±3％，視標と背景のコントラスト比90％以上のLandolt環のみで構成された標準視力検査装置を用いる[6]．検査条件を細かく設定する理由は，明るい環境（明順応下）では網膜の視細胞のうち錐体細胞が優位に働くが，暗い環境（暗順応下）では杆体細胞が優位となり中心感度が周囲より低くなるためである．視覚を評価する際は，周囲の測定環境によって結果が変化してしまうことに注意が必要である．特に高齢者では，低照度

表1 運転免許適性試験の基準（道路交通法施行規則第23条より）

運転免許の種類	両眼視力	片眼視力	備考
・普通第一種免許 ・二輪免許 ・中型第一種免許（8t） ・準中型第一種免許（5t） ・大型特殊免許	0.7 以上	0.3 以上	片目が0.3未満 もしくは見えない場合は，もう片方の目の視野が左右150°以上で視力0.7以上
・第二種免許 ・大型第一種免許 ・中型，準中型第一種免許 　（限定なし）	0.8 以上	0.5 以上	
・原付免許 ・小型特殊免許	0.5 以上		片目が見えない場合，もう片方の目の視野が左右150°以上で視力0.5以上

下や視標のコントラストが低下すると，さらに視力が下がることがわかっている[7]．眼科での視力検査では，これらの基準に則った視標を用いており，Landolt環の切れ目の方向を複数回提示して過半数の正答（5回提示して3回以上の正答）が得られるかどうかで判定を行っている．静止視力は，眼疾患がなくても75歳を超すと加速度的に低下する[8]．

我が国における運転免許取得のための視力検査の合格基準を表に示す **表1** ．適正試験では両眼で見た時の静止視力を測定する．片眼の視力が悪い場合は，良い方の眼が150°以上の視野を保っている必要がある．裸眼で基準に満たない場合は，眼鏡・コンタクトレンズによる矯正視力で評価される．

米国では各州において異なる基準が設定されているが，視力の基準は0.3～0.5程度で，日本より緩やかである．米国では，自家用車による移動が生活に必須であるため，可能な限り運転を持続できるように，視力が低い場合でも昼間限定など制限付きでの運転が認められている[9]．その他の北欧諸国と比較しても日本の基準は高いようである．

2）動体視力

高齢者講習では，静止視力に加えて動体視力が測定されている．動体視力は，静止視力と異なり動く視標に対する認知能力である．日本では，水平方向の動きを捉える力を dynamic visual acuity（DVA），前後方向の動きを捉える力を kinetic visual acuity（KVA）と2種類に区別して評価している．高齢者講習で実施されているのは KVA のみである．自動車運転においては，前後に移動する対象物を捉えることが重要視されているためと思われる．KVA は，スポーツ視覚

研究の分野で着目され日本で独自に定義された指標であることから日本語の論文が多い[10]．世界では，動体視力を表す用語はDVAのみであり，動く方向によって区別されていない．このためKVAの研究論文は少なく今後のエビデンスの蓄積が期待されている．

KVAの測定では，上下左右4方向のLandolt環を使用し，光学的に遠方50mから約2mまで，時速30km/時のスピードで視標を提示できる検査機器（興和株式会社：AS-4Fαなど）を使用する．受検者は，移動してくる視標の切れ目の方向を認知した時点で応答し，その時の視標位置から動体視力の検査値を求める．2回の事前練習後，5回の測定の平均値を求める．5回中に3回の間違いがあった時は，測定を中断し再検査を行う．時間は全体で概ね5分程度で実施することとされている．

視標の移動する速度が増加すると動体視力は低下することが知られているが，加齢によっても低下することがLongによって指摘されている[11]．一方で，動体視力は前述の静止視力とは異なり訓練や経験によって向上させることも期待できる[12]．動体視力は，動く対象物に対して眼球の固視点を合わせることができるかを評価しており，対象物を捉える眼球運動の機能を反映することになる．

3）夜間視力

夜間視力という用語は正式な眼科用語ではないが，高齢者講習の検査項目となっている．明所から暗所に移動した時のように，暗順応が開始されてから視標を認識するまでの時間（秒）を計測する．夜間視力計（興和株式会社：AS-14Bαなど）という専用の機器を用いて行う．視力検査というよりは，暗順応が適切にできるかを調べていることになる．検査は，明順応を30秒行った後に暗順応を開始し，呈示されている視標の切れ目がわかるまでの時間を評価する．視標が見え始めるまで61秒以上の時間がかかる場合は，網膜の暗順応機能に問題が生じている可能性があるので，眼科的な検査を実施して眼疾患の有無を調べる必要がある．

暗所では錐体細胞の機能が低下するため，視力値が下がるのは当然のことである．また，散瞳が起こるため眼球の球面収差が増加し網膜像のボケを引き起こすことも関係していると思われる．網膜の暗順応は徐々に起こるため，完全に順応するには健常成人でも20〜30分の時間を有する．このため，トンネルでの走行や薄暮時の運転は特に慎重に行わなければならない．交通事故の発生件数を時間帯別にみても薄暮時の交通事故発生が最も多い．薄暮の照度は，昼の直射日光と比べて1,000分の1から10,000分の1程度まで減少する[13]．また，網膜の暗順

応機能は，加齢によって低下することも知られている．60歳から70歳で網膜の杆体細胞の密度が劇的に減少するがロドプシンの量は変化しないため，ロドプシン再生の遅延による視覚サイクルの反応の遅れによるものと考えられている[14]．

Gruber[15]やKimlin[16]は夜間の運転に影響を与える項目について調査を行った結果，夜間の運転パフォーマンスが網膜の暗順応機能と眩しさ（グレア）の有無の影響を強く受けることを指摘しており，夜間の視力を評価することの重要性を述べている．その後の詳細な研究報告は少ないため，今後さらなる検討が必要である．このように，明るい所で評価した視力のみでなく，暗所視における見え方を評価することは，安全運転のために重要なことである．

4）深視力

深視力とは，両眼で同時に物を見ることで生じる立体視機能の検査である．大型免許や第2種免許の取得・更新で測定が義務付けられている．測定機器の中に3本の柱が水平に設置され，中央の柱が前後に往復して移動（速度2.5 cm/秒）を繰り返す．3本の柱を使用することから3杆法ともよぶ．検査では，2.5 m離れた場所から機器の中を覗き，両側にある柱と中央の柱が同じ位置に来たところで応答ボタンを押す．前方から後方，後方から前方それぞれ3回測定し，ずれの程度（cm）を記録する．誤差が±2cm以内で正常と評価する．誤差内に応答するのは健常成人でも比較的難しく，両眼の視線がずれる斜視や屈折度数に左右差のある不同視，片眼視力不良な症例では特に困難となる．検査機器は眼科に設置していることもあるため免許更新前に相談に訪れる患者が多い．この検査は，多少の訓練効果が期待できるので，検査の練習を行ってから適性試験に臨むとよい．

5）視野（visual field）

中心部の眼の解像度を表す"視力"に対して，"視野"は見える範囲の広さと感度を表す．自動車運転では視力と同程度に視野も非常に重要な視機能であるため，高齢者講習では水平方向の視野検査が行われている．正常な視野は，固視点を中心として概ね耳側100°，下方70°，鼻側と上方で約60°の広がりをもっている．左右眼を重ね合わせることによって，前方180°を広く認識することができる．

眼科で行われている視野の測定は，大きく分けて2種類ある．ドーム内で光視標を動かしながら等感度曲線であるイソプタを各視標ごとに描く動的視野検査と，視標の呈示位置を固定して各測定部位で輝度を変化させ感度を求める静的視野検査がある．近年，自動視野計の進歩が目覚ましく，静的視野検査が眼科において標準的に用いられている．最近では，眼科の待合室で待ち時間を活用して視野検

査ができるヘッドマウント型の機器（株式会社クリュートメディカルシステムズ：アイモ®）も登場し，短時間で患者の負担の少ない検査が普及してきている．また，自覚的な応答が不要となる眼球運動を利用した機器（株式会社ファインデックス：GAP）や脳波，瞳孔反応，fMRI，MEG などの生体信号を応用した他覚的視野測定の研究も進められており，今後の進歩が期待されている．

眼科で実施される視野検査は，上記のような専用の検査機器が必要で，片眼あたり約 10 分程度時間をかけて精密に検査を行っているが，運転免許適正検査では，細かい感度を調べるよりも視野の広がりを効率よく短時間で評価する手法が求められている．

6）コントラスト感度

コントラスト感度は，図地弁別の知覚において大事な要素である．背景から必要な情報を選択的に判別することができるかどうか，込み入った視覚情報の中から対象物を特異的に知覚できるかどうかに影響する．コントラスト感度は，中間の空間周波数で最も高く，空間周波数の増加と減少に伴い，ゆっくりと低下する．

高齢者では，水晶体光学密度の増加，瞳孔の縮瞳による網膜照度の低下，眼内光の散乱と光学収差の増加によってコントラスト感度のピークが年齢と共に低下する[17]．

7）有効視野

周辺視野の中でも認知に寄与する領域を有効視野（useful field of view）とよんでいる 図3．有効視野は心理的要因や外的要因によってダイナミックに変化しており，有効視野が縮小すると視覚情報の認知の遅れ，判断の遅延を引き起こすため交通事故の主な原因とされている．これまで，運転中の有効視野に関する研究は多く実施されている．三浦[18]は，繁華街で実走行中の運転者のフロントガラスに豆電球を取り付け，交通混雑状況別に有効視野の変化を調査した．結果，高混雑状況ほど有効視野が縮小することを報告し，その原因を視覚的注意の観点から資源一定仮説（注意の深さと広さの相反関係：トレードオフ）を提唱し説明した．これは，処理すべき情報に応じて，有効視野の広さと深さが限られた能力の範囲内で柔軟に変化することを意味しており，以後の研究においてもこれを支持する報告が多い．

このようにさまざまな要因によってダイナミックな変化を示す有効視野を正確に計測するのは容易でないため，未だ確立した手法は存在していないが，ドライビングシミュレータと視線追跡システムを使用して視線の動きから運転者の有効

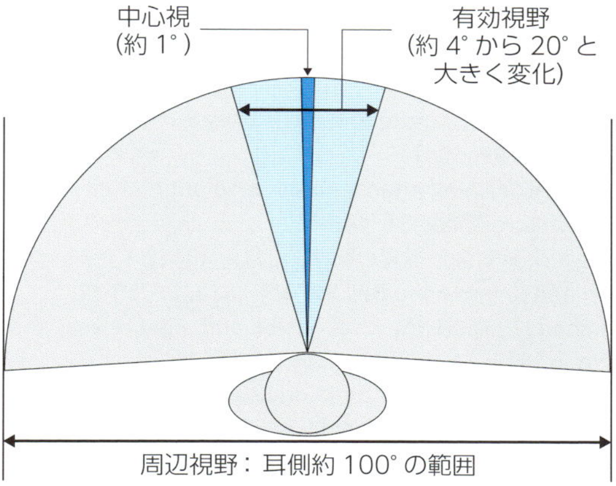

中心視
（約1°）

有効視野
（約4°から20°と大きく変化）

周辺視野：耳側約100°の範囲

図3 有効視野のイメージ

視野を確立分布で計算する方法[19]や，定量的に実測して評価しようとする手法がある[20]．

まとめ

今回，運転に関連する視覚機能について主に入力系の視機能を中心に評価方法と加齢変化を述べた．高齢者自身が安全に自動車運転を継続して社会活動に積極的に参加できるようにするためには，正確な運転評価の実施と適切な介入が必要となってくるものと思われる．

【文献】

1) 警察庁．令和3年中における交通死亡事故の発生状況（2022年8月1日閲覧）．〈https://www.e-stat.go.jp/stat-search/〉
2) 一杉正仁．高齢者がおこす自動車事故の特徴．日老医誌．2018; 55: 186-90．
3) 柴崎宏武．高齢運転者の交通事故の特徴と発生要因．自動車技術．2017；71：71-7．
4) 深井小久子．視能矯正の枠組み．In：丸尾敏夫，他編．視能学．第3版．東京：文光堂；2022．p.198-214．
5) Erickson GB. Topical review: visual performance assessments for sport. Optom Vis Sci. 2021; 98: 672-80.
6) 魚里　博，桝田浩三．視力．In：和田尚子，他編．視能学エキスパート 視能検査学．東京：医学書院；2018. p.48-52．
7) Owsley C. Aging and vision. vision Res. 2011; 51: 1610-22.
8) 市川　宏．老化と眼の機能．臨床眼科．1981; 35: 9-26．

9) Owsley C, McGwin G Jr. vision and driving. Vision Res. 2010; 50: 2348-61.
10) Sawaki K, Kohmura Y, Aoki K, et al. Sports and kinetic visual acuity. Juntendo Medical Journal. 2022; 68: 387-92.
11) Long GM, Crambert RF. The nature and basis of age-related changes in dynamic visual acuity. Psychol Aging. 1990; 5: 138-43.
12) Long GM, Rourke DA. Training effects on the resolution of moving targets--dynamic visual acuity. Hum Factors. 1989; 31: 443-51.
13) 川守田拓志．視覚と交通安全．視覚の科学．2019; 40: 12-5．
14) Owsley C. Vision and aging. Annu Rev Vis Sci. 2016; 2: 255-71.
15) Gruber N, Mosimann UP, Müri RM, et al. Vision and night driving abilities of elderly drivers. Traffic Inj Prev. 2013; 14: 477-85.
16) Kimlin JA, Black AA, Wood JM. Nighttime driving in older adults: effects of glare and association with mesopic visual function. Invest Ophthalmol Vis Sci. 2017; 58: 2796-803.
17) Owsley C, Sekuler R, Siemsen D. Contrast sensitivity throughout adulthood. Vis Res. 1983; 23: 689-99.
18) 三浦利章．行動と視覚的注意．東京：風間書房；1996. p.107-11.
19) 菊地一範．ドライバの視覚的注意の定量的評価方法の提案．可視化情報．2010; 30: 19-24.
20) Seya Y, Nakayasu H, Yagi T. Useful field of view in simulated driving: reaction times and eye movements of drivers. Iperception. 2013; 4: 285-98.

〈潮井川修一，吉冨健志〉

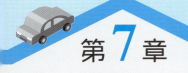

第7章
自動車運転と高齢者の視機能②
〔疾患編〕

1. 視覚障害と運転免許

　視覚障害は,「視力障害」と「視野障害」がある．視力障害をきたす疾患（視力障害）は，白内障，糖尿病網膜症，加齢黄斑変性などがあるが，日本の普通免許取得・更新にあたっては,「両眼で0.7以上，かつ，一眼でそれぞれ0.3以上，または一眼の視力が0.3に満たない方，若しくは一眼が見えない方については，他眼の視野が左右150度以上で，視力が0.7以上であること」とされており（道路交通法施行規則第23条），視力についての明確な基準は定められていることから，視力障害のある患者は運転をすることはできない．しかも，日本では，免許取得・更新にあたっては,「両眼で0.7以上」と，多くの国が視力0.5以上としている海外に比べて，厳しい視力基準となっている．

　一方，視野障害をきたす疾患は，緑内障，網膜色素変性，脳血管障害（脳梗塞，脳出血など）が代表的な疾患である．視野障害のある患者については，両眼の視力が0.7以上，かつ一眼の視力が0.3以上であれば，視野検査は行われないため，視力が良好な場合は，著明な視野障害を認めても，運転免許の取得・更新は十分可能となっている．

2. 加齢と視野障害

　視野障害の特徴として，中心は見えているため，著明な視野障害をきたしていても，自覚症状に乏しいことがあげられる．緑内障や網膜色素変性については，ゆっくり進行するため，さらに自覚症状に乏しい．緑内障の疫学調査を行った多治見疫学調査では，89%が無自覚・未治療（潜在患者）であった[1]．しかし，自動車運転中に，他の車や歩行者の動きに気を配り，信号，道路標識に従い，また案内板の文字の判読もしながら的確な運転操作を行うためには，視力だけでなく，十分な視野が必要であり，自動車運転を続けている視野障害患者では，視野障害による安全確認の不足が原因の交通事故を引き起こしうる[2]．

　加齢に伴い視野が狭くなることはない．しかし，加齢に伴い，視野障害をきた

す疾患が増えるのである．脳血管障害が，高齢者に多いのはもちろん，緑内障も，40歳以上の成人の有病率は5.0%（2020年の日本の人口統計に当てた，我が国の推定患者数は490万人）だが，年代別では，40歳台では2.2%，70歳台では10.8%と，加齢とともに高くなり，高齢者の代表的な目の疾患といえる[1]．安全な運転操作を行うためには，視力だけでなく，十分な視野が必要であり，高齢者の自動車運転を考えるにあたり，視野障害は大きな問題となっている．

3. 視野障害と自動車事故

視野障害と自動車事故との関連を調べた過去の報告では，欧米では，Johnsonら[3]が，ドライバー10,000人を対象に自動視野計を施行し，3.3%（580人）に少なくとも一眼の視野異常を，1.1%（196人）に両眼の視野異常を認め，両眼の視野異常があると自動車事故率が約2倍になる，と報告している．また，Owsleyら[4]は，事故歴のある高齢運転者（55～87歳）78人と事故歴のない101人を比較したところ，自動車事故を起こした高齢運転者の緑内障罹患率が3.6倍であったと報告するなど，過去の研究からは，緑内障患者の自動車事故率は正常者と比べて高いという報告が多い．

一方で，McGwinらによる緑内障患者群576人と正常群115人の事故率を比較したところ，緑内障群のほうが運転に慎重になるため事故率は低かった（relative risk 0.67）という報告もある[5]．最近では，Deshmukhらは，インドにおいて，100人の高齢緑内障患者（平均年齢65.16±9.12歳，初期69%，中期29%）年齢をマッチングした正常者50人（平均年齢63.1±9.52歳）の運転習慣と事故リスクを比較したところ，緑内障患者は，運転時，混雑時の運転が困難だと感じ，運転を控えているため，正常人と比較して事故を起こす頻度が少ないと報告しており[6]，視野障害との関係については，未だ明らかにされていない．

日本では，青木らは，年齢をマッチングした初期（両眼ともHFA24-2プログラムにてMD値>-6 dB）・中期（-6 dB>同MD値>-12 dB）・後期（両眼ともMD値が-12 dB未満）緑内障患者各29人での過去5年間の事故歴を比較したところ，初期群6.9%，中期群0%，後期群34.5%と，後期群で有意に事故率が高かったが，一方で初期・中期での事故率は高くなかった[7]．

このように，自動車事故は，患者の性格・運転時間・運転技術といった複数の要因から引き起こされるため，事故歴の有無だけでは議論できない．視野障害と自動車事故との関連を調べるには，運転条件を統一した場での検討が必要となる．

4. ドライビングシミュレータを用いた検討

ドライビングシミュレータ（DS）では，運転条件を一致させて被検者の運転能力を調べることができる．筆者らは，大掛かりな装置を必要とせず，眼科外来で行えるDSを開発した[8]．一般車のフロントグラスからの眺めを忠実に再現し，ハンドル操作がなく（＝運転技術に左右されない），スピードが一定の条件下で，危険を察知したところでブレーキをふむ，という事故を回避できたかどうかに焦点を合わせたものである．70歳未満の後期緑内障患者36人と，年齢と運転時間をマッチングした正常者36人に対して，この視野狭窄患者用DSを施行したところ，わずか5分間の走行中，14の危険場面の一人あたりの事故件数は，正常中高年が1.1±1.3件であったのに対して，後期緑内障患者では3.3±2.0件と，有意に多く（p<0.0001），視野障害度が高いほど，自動車事故のリスクが高いことがわかった[8]．また，正常中高年と後期緑内障患者で事故率に有意差のあった4場面が同定でき，これらの場面は，視野障害が事故発生に関与しうる場面と考えた．これらの運転場面と視野検査結果を重ねることにより，視野感度が低下している部位と，対象物の先端およびその近傍の軌跡とが重なり，視野障害と自動車事故が関係していることが証明できた[8]．さらに，運転場面に分けた検討では，重大な事故につながる事故場面として，対向車の右折時の衝突事故（2場面）に注目し，正常人43人と重症緑内障患者100人に対して検査を行ったところ，年齢が高く，視力が悪いだけでなく，中心下方24°内の視野障害度が高いほど，対向車の右折時の衝突事故のリスクが高いことがわかった[9]．

どの程度の視野障害が自動車事故に結びつくか，エビデンスはいまだ存在しないが，現時点では，眼科医は，患者が自動車運転を継続しているかどうかを聞き，運転している場合は，視野検査結果を見せて，視野障害パターンによって，どういう場面での事故が起こりうるのかを説明し，注意喚起することが重要である（図1 参照）．現在は，ドライビングシミュレータに視線追跡装置が搭載され，個々の症例に対して，リプレイ画面をみながら，視野障害が原因で事故が起きた，あるいは事故が起こりそうになった場面を，リプレイ機能を用いて再現し，患者自身に，視野障害が原因で事故が起こりうることを知らせることができる 図2．2019年7月からは，眼科医療機関にて，このドライビングシミュレータを用いて視野障害患者の安全運転指導を行う「運転外来」も開設され，全国展開に向けて準備中である．

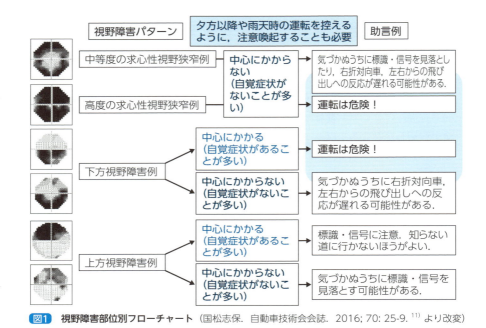

図1 視野障害部位別フローチャート (国松志保. 自動車技術会会誌. 2016; 70: 25-9.[11] より改変)

5. 高齢ドライバーの自動車運転を考えるにあたって注意すべき点

　視力障害で，白内障手術により視機能の回復が期待される場合は，運転を継続するためにも，積極的に手術を受けることがのぞましい．また，運転時に眼鏡が必要でも「見えるから大丈夫」と，眼鏡を使用せず，裸眼で運転している場合も多く，眼鏡をきちんとかけて運転するように指導することも大切である．

　視野障害をきたす疾患の多くは，治療により視野障害が改善することはない．しかし，大多数は，自分の目の状態を知り，注意をすることで，自動車事故のリスクを減らすことができる．高齢視野障害ドライバーに対しては，まず，事故歴の有無を聞くことが重要である．視野障害患者は，自覚症状がないため，事故を起こしても，「うっかりしていた」と思い込んでいることがあるため，視野障害が原因で起きた事故かどうかは，状況を聞いて，眼科医が判断するべきである．また，視野障害患者は自覚症状がなく「自分は大丈夫」と思い込んでいることが多いため，具体的に「突然，車・自転車・バイクや歩行者が飛び出してきてビックリしたことがある」，「信号や標識が見えづらい」，「車の流れにのれない」，「同乗

A
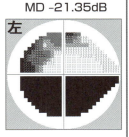
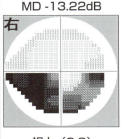

両眼重ね合わせ視野

MD −21.35dB　　　　　　　　　　　　　MD −13.22dB

左　　　　　　　　　　　　　　　　　　右

視力（0.7）　　　　　　　　　　　　　視力（0.8）

B
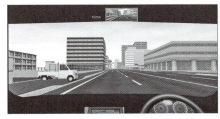
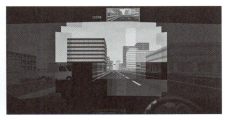

図2　下方視野障害例　（75歳男性，緑内障）

A: 左右眼とも下方の視野障害を認める（黒く表示されたところが見えていない部位）．20年前に緑内障と診断された．2年前に，右折時に直進してくるタクシーと接触し，車を手放した．割烹の料理長をしており，「お客さんにお酒をつぐときに，手を伸ばしてつぐとこぼすので，手前に持ってきて，こぼさないように気を付けている」と述べている．

B: 左）ドライビングシミュレータを施行したところ，左からきたトラックに衝突した．右）注視点（赤点）に両眼重ね合わせ視野の結果を重ねることにより，視野障害部（黒色）にトラックが重なり，気づけず，事故を起きたことがわかる．（国松志保．Geriat Med（老年医学）．2020; 58: 153-7.[12)] より引用）

者から「危ない」と指摘されたことがある」という経験がないかどうか聞くとよい．上方視野が障害された場合は，信号や標識が見づらくなり，下方視野が障害された場合は，左右からの飛び出しへの反応が遅れる可能性がある 図1．眼科医が，視野障害パターンに応じて，どのような場面で事故が起こりうるのかを説明し，注意喚起することが重要である．

　なお，高齢者で，認知機能が低下している場合は，自分の視覚障害を理解できない可能性があることもわかってきた[10)]．高齢視野障害患者の場合，加齢に伴う認知機能・運動能力・判断能力の低下に，視野障害が加わるので，より一層リスクが高いことを，家族をまじえてよく説明し，必要に応じて，認知症専門病院へ

A
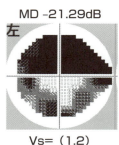
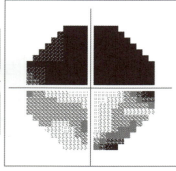
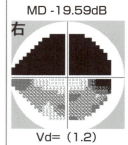

B
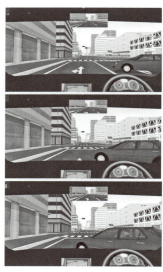
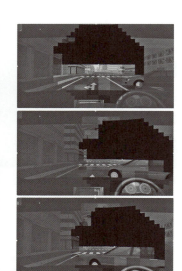

図3 認知機能低下を伴った高齢視野障害例（87歳男性，緑内障）

A: 左右眼とも上方視野障害を認める（黒く表示されたところが見えていない部位）．ゴルフの練習（毎日）と通院（片道80分）と買い物に車を運転している．運転時の自覚症状はあり，「信号が近くなると顔をあげないと見えない」と述べている．

B: ドライビングシミュレータを施行したところ，15場面中9場面で事故を起こした．6場面ではノーブレーキで衝突していた．

上9.52秒，中9.78秒，下10.00秒．左側に運転場面（赤い点が見ていたところ），右側に注視点に両眼重ね合わせ視野の結果を重ねたものを示す．

信号を気にしているためか，左からの赤い車に気づいていない（9.52秒，左上）．

視野障害から判断すると，赤い車は見えているはずだが，見ていない（右上）．

ようやく気づく（9.78秒，中）が，ブレーキを踏んだ時（10.00秒，下）には，すでに衝突したあとだった．ノーブレーキでの衝突だった．認知機能検査MMSE 23点/30点だったため，認知症専門病院に紹介したところ，「軽度認知障害（MCI）」と診断され，担当医から「眼科の結果もふまえて，運転は控えたほうがいい」と説明された．家族にドライビングシミュレータの動画を見せたところ，娘さん「運転やめてって前から言っているのに，やめてくれないんです．」奥さん「あぶないわね．もう，運転はやめましょう．」というコメントだった．現在運転は中止している．

の受診を勧めることも大事である 図3．

おわりに

　現時点では，視野障害患者は，中心視力が良好で，自覚症状がないことが多く，運転の可否については，各個人の判断にゆだねられている．眼科医は，患者が自動車運転を継続しているかどうかを聞き，運転している場合は，視野検査結果を見せて，視野障害パターンによって，どういう場面での事故が起こりうるのかを説明し，注意喚起することが重要である．さらに，高齢運転者で，認知機能が低下している場合は，自分の視野障害を理解できない可能性がある．この場合は，家族をまじえてよく説明し，必要に応じて，認知症専門病院への受診を勧めることも必要であると考える 図4．

　昨今，高齢運転者の認知症対策強化が話題になっている．しかし，高齢になるほど，緑内障をはじめとした目の疾患も増えることも忘れてはならない．視野障害をきたす眼疾患は，自覚症状に乏しいため，高齢運転者は，定期的な眼科の診察を受けることが重要である．「白内障手術をして，良く見えるようになったので，目は治った」と，定期検診を自己中断する事例もみられるため，**高齢運転者に関わる医療関係者から，眼科未受診であったり，しばらく受診していない場合は，是非眼科受診を積極的に勧めていただきたい．**

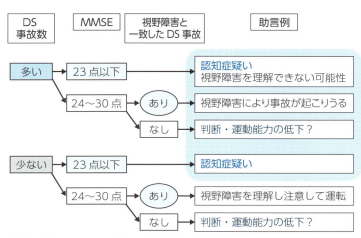

図4　高齢ドライバーに対する運転指導フローチャート

【文献】

1) 日本緑内障学会多治見疫学調査報告書．日本緑内障学会．2012．
2) 青木由紀，国松志保，原　岳，他．自治医科大学緑内障外来にて交通事故の既往を認めた末期緑内障患者の 2 症例．あたらしい眼科．2008; 25: 1011-6.
3) Johnson CA, Keltner JL. Incidence of visual field loss in 20,000 eyes and its relationship to driving performance. Arch Ophthalmol. 1983; 101: 371-5.
4) Owsley C, McGwin G Jr, Ball K. Vision impairment, eye disease, and injurious motor vehicle crashes in the elderly. Ophthalmic Epidemiol. 1998; 5: 101-13.
5) McGwin G, Mays A, Joiner W, et al. Is glaucoma associated with motor vehicle collision involvement and driving avoidance? Invest Ophthalmol Vis Sci. 2004; 45: 3934-9.
6) Deshmukh AV, Murthy GJ, Reddy A, et al. Older drivers and glaucoma in india: driving habits and crash risks. J Glaucoma. 2019; 28: 896-900.
7) 青木由紀，国松志保，原　岳，他．緑内障患者における自動車運転実態．あたらしい眼科．2012; 29: 1013-7.
8) Kunimatsu-Sanuki S, Iwase A, Araie M, et al. An assessment of driving fitness in patients with visual impairment to understand the elevated risk of motor vehicle accidents. BMJ Open. 2015; 5: e006379.
9) Kunimatsu-Sanuki S, Iwase A, Araie M, et al. The role of specific visual subfields in collisions with oncoming cars during simulated driving in patients with advanced glaucoma. Br J f Ophthalmol. 2017; 101: 896-901.
10) 平賀拓也，國松志保，野村志穂，他．運転外来にて認知機能障害が明らかになった 2 例．あたらしい眼科．2021; 38: 1325-9.
11) 国松志保．視野狭窄が運転へ与える影響．自動車技術会会誌．2016; 70: 25-9.
12) 国松志保．高齢緑内障患者の自動車運転における注意点について教えてください．Geriat Med（老年医学）．2020; 58: 153-7.

〈國松志保〉

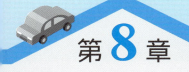

第8章
薬効と運転

　ドライバーの健康状態の悪化に起因する自動車事故は年々増加傾向にある．国土交通省の調べによると，心臓疾患（心筋梗塞など）と脳疾患（くも膜下出血，脳内出血など）がその原因の上位を占める[1]．これらの心血管系イベントは，高血圧などの発症リスク因子を制御することで回避でき，薬物療法の適切な実施が交通事故の抑止につながる．その一方で，治療薬が不適切に作用してしまい，薬物有害反応（副作用）が生じた結果，事故が発生することもある．高齢者は複数の合併症を抱え，多剤併用となりやすい．併用薬が増えるほど，薬の有害事象が発生する確率は高くなる．薬の飲み合わせや食品との食べ合わせが悪い場合には，相互作用が生じ，薬効が増強もしくは減弱することがある．また高齢者では薬物の代謝・排泄能力が低下しやすい傾向にあり，治療薬やその投与量の選択を誤ると，予期せぬ形で薬効が増強し，事故につながる危険性がある．

1. 自動車運転に影響する可能性のある薬物

　道路交通法第66条第1項では，「過労，病気，薬物の影響その他の理由により，正常な運転ができないおそれがある状態で車両等を運転してはならない」と定められている．したがって薬物治療に関わる医療従事者は，薬物が運転に及ぼす影響を常日頃から意識し，患者やその家族に対して正確な情報を共有する義務がある．2013年に総務省から厚生労働省に出された勧告[2]により，意識障害などの副作用報告がある医薬品の添付文書の中に，自動車運転などの禁止や注意を求める記載がほぼ一律に追加された．こうした記載がある"運転禁止・注意医薬品"は，25歳以上の外来通院患者の過半数で処方されているとの報告がある[3]．もし添付文書の記載に忠実に従った場合，多くの人が自動車運転を制限されることになるが，実際には薬物服用下でも運転に支障をきたさないことを確認したうえで，服用中も運転を継続しているドライバーが多い．

　運転能力に影響を及ぼす危険性があるのは，眠気や意識障害を引き起こす薬物と視覚機能に影響を及ぼす薬物であるが，自動車事故発生で通常問題となりやすいのは前者である．我が国では，医薬品副作用データベース (Japanese Adverse

Drug Event Report database：JADER）を独立行政法人医薬品医療機器総合機構（PMDA）が公開しており，自動車事故と関連する薬物を検索することができる．筆者は2004年から2021年までにJADERに登録されたデータにおいて，交通事故が有害事象として報告された薬物について調べた．交通事故の"被疑薬"として報告された薬物の集計結果を 表1 にまとめたが，薬物の種類別では不眠症治療薬（睡眠薬）の報告件数が最多であった．また単独の薬物としては，神経障害性疼痛治療薬のプレガバリン，パーキンソン病治療薬のプラミペキソールで交通事故発生の報告が多い．このほか，インスリンなどの糖尿病治療薬も運転中の低血糖発作を引き起こし，交通事故の被疑薬として多数報告されている．以下，交通事故のリスクを高める可能性がある薬物群をピックアップし，使用時の留意点を説明する．

1）向精神薬（睡眠薬，抗不安薬，抗うつ薬，抗精神病薬）

意識レベルを変容させる中枢神経作用薬は，運転中の眠気や意識障害を誘引し，自動車事故の発生要因となりやすい．睡眠薬や抗不安薬として使われるベンゾジアゼピン（BZ）系薬物は，交通事故の発生リスクを高めることが多くの疫学研究で確認されている[4]．メタ分析研究によると，BZ系薬物は交通事故のリスクを

表1 交通事故の被疑薬として報告されている主な薬物

薬物の種類	交通事故の被疑薬としての報告件数（カッコ内は60歳以上の高齢者での報告件数）
不眠症治療薬（ゾルピデム，トリアゾラム，ブロチゾラム，ニトラゼパムなど）	104 (22)
パーキンソン病治療薬（プラミペキソール，ロピニロール，レボドパ，エンタカポンなど）	86 (45)
神経障害性疼痛治療薬（プレガバリン）	82 (43)
抗精神病薬（スルピリド，クエチアピン，オランザピン，クロルプロマジンなど）	64 (9)
糖尿病治療薬（インスリン製剤，DPP-4阻害薬，スルホニル尿素薬など）	37 (26)
抗うつ薬（パロキセチン，デュロキセチン，セルトラリンなど）	31 (6)
オピオイド系鎮痛薬（トラマドール，フェンタニルなど）	30 (10)
降圧薬（テルミサルタン，アムロジピンなど）	28 (17)
抗不安薬（エチゾラム，アルプラゾラムなど）	27 (5)
禁煙補助薬（バレニクリン酒石酸塩）	26 (8)
抗てんかん薬（カルバマゼピンなど）	18 (5)
中枢神経刺激薬（メチルフェニデートなど）	17 (1)
抗凝固薬（直接Xa因子阻害薬，直接トロンビン阻害薬など）	13 (11)
抗菌薬（アジスロマイシン，レボフロキサシンなど）	11 (6)

60〜80％高めるとの報告がある[5]．睡眠薬は夜間のみ作用し，翌朝には作用が完全消失することが望ましいが，高用量であったり，半減期の長い薬物を服用したりすると，翌朝への作用の持ち越し（ハングオーバー）が発生する．中・長時間作用型のBZ系薬物はハングオーバーが発生しやすいため，高齢者での使用はあまり推奨されない．近年臨床での使用頻度が高い非BZ系のZ薬（Zを頭文字とするゾルピデムやゾピクロンなど）は超短時間作用型であり，相対的に安全性が高い睡眠薬と考えられているが，高齢者では最高血漿中濃度と半減期が健常成人の1.3〜2倍以上増加するため[6,7]，服用する時間が夜遅ければ翌朝のハングオーバー発生につながる．実際，Z薬もBZ薬と同様に，自動車事故の発生リスクを高めるとの報告がある[8]．高齢者の場合には薬の種類だけでなく，生体側の要因として代謝や排泄など薬物動態の変化にも留意が必要である．例えば肝機能が低下している場合や，他の薬物や食品などとの相互作用が発生した場合には，睡眠薬の代謝が遅延して，作用時間が延長することがある（後述「2．薬物相互作用の問題」を参照のこと）．したがって日常的に自動車運転を行っている高齢者に睡眠薬を投与する場合，薬の種類の如何にかかわらず，投与後にハングオーバーの発生がみられていないか，患者や家族からの聞き取りを行う必要がある．

薬が運転能力に及ぼす影響は主観的な眠気による評価の他に，実車や運転シミュレータにおける運転パフォーマンスによって客観的に評価できる．そのパフォーマンスの指標になるのが，運転中に発生する横揺れの度合いを表すSDLP（standard deviation of lateral position）値である．中・長時間作用型のBZ系薬物の場合，投与10時間後（眠前投与後の翌朝）においてもSDLPが増加し，運転に影響しうる[9]．翌朝のSDLP増加は，ハングオーバーが比較的少ないとされるZ薬のゾピクロンでも確認されている．オレキシン受容体拮抗薬はBZ系薬物で問題となる依存性のリスクがなく使いやすいが，服用翌日の傾眠がしばしば問題となる．オレキシン受容体拮抗薬のスボレキサント投与後翌日に自動車運転能力を評価した試験では一部の被検者で運転能力の低下が確認されており[10]，BZ系以外の睡眠薬でも服用翌日に運転能力の低下が生じうることに留意すべきである．

抗うつ薬や抗精神病薬服用時の自動車事故発生リスクに関しては，研究間で結果に一貫性がみられないものの，リスクを高めるとする報告が多い．精神疾患治療薬と自動車運転能力の関係について調査した最近のシステマティックレビューによると，抗うつ薬投与中の患者の2割弱，抗精神病薬投与中の患者の約3割で運転技能に問題がみられ，古典的な三環系抗うつ薬や定型抗精神病薬よりも新しい世代の薬のほうが運転への影響が少なかったとされている[11]．抗うつ薬のセロ

トニン・ノルアドレナリン再取り込み阻害薬（SNRI）では添付文書に運転などを禁止する注意喚起が当初は記載されていたが，2016年からは一定の条件を満たせば服用中でも自動車運転などができるような記載へと改められている．

　向精神薬の運転への影響に関しては，薬物の種類だけでなく，投与量や併用薬物によっても左右されるため，投与中の患者では運転技能への影響がないか，見守りが必要である．特に投与初期や他剤からの切り替え直後，用量の変更時には，患者の状態に注意する必要がある．また冒頭で述べた多剤併用のリスクを回避するため，シンプルな処方を心掛けることも大切である．

2) パーキンソン病治療薬

　パーキンソン病の患者でみられる運動症状や注意力の低下は，自動車運転の障害となる．パーキンソン病治療薬はこれらの症状を改善させ，患者を運転継続が可能な状態へと導く．その一方で，パーキンソン病治療薬は副作用として突発的睡眠を引き起こすことがあり，事故発生要因となる．パーキンソン病患者の服薬と自動車運転状況について調べた研究によると，重大な交通事故を経験した21名中6名で運転中の傾眠が事故に関与し，その6名中4名がドパミンアゴニストを内服していた[12]．特に非麦角系ドパミンアゴニスト（プラミペキソール，ロピニロール，タリペキソールなど）は前兆のない意識消失，突発的睡眠をきたしやすいとされ，服用中の交通事故の事例が数多く報告されている．参考までに医薬品・医療機器等安全性情報で報告された症例[13]を紹介する．

　「70歳代の男性．パーキンソン病の診断でプラミペキソールが投与されて約1年目．久しぶりに車を運転したところ，病院からの帰宅中，突如眠り込み，ガードレールに接触．反対車線側（右側）のガードレールに車がこすれる音で気づいた．事故発生前の夜間平均睡眠時間は10時間で，よく眠れていた．昼食後，よく昼寝をしていた」

　このように前兆なく突発的に眠り込んでしまうことが特徴であり，前日までの夜間睡眠が良好な状況でも発生する．日中の昼寝が多い，作業中に意図しない眠り込みがみられるといった場合には要注意である．突発的睡眠は非麦角系ドパミンアゴニストに特有の副作用ではなく，そのほかのパーキンソン病治療薬の使用時でも報告されている[14]．パーキンソン病治療薬の種類に関わらず，投与総量が増えた場合には，日中の過度の眠気や突発的睡眠の発生に注意する必要がある．

3）認知症治療薬

　2013年の総務省からの勧告により，アルツハイマー型認知症治療薬（ドネペジル，リバスチグミン，ガランタミン，メマンチン）の添付文書にも自動車運転への注意を指示する文言が追加された．しかしながら，コリンエステラーゼ阻害薬はアルツハイマー病患者の運転能力の維持にむしろ有効であるとの報告[15]もあり，アルツハイマー病治療薬による交通事故発生リスク上昇を示す明確なエビデンスは存在しない．健常高齢者を対象とした運転シミュレータによる検討では，コリンエステラーゼ阻害薬投与群と偽薬群の間で運転パフォーマンスに有意差が認められていない[16]が，アルツハイマー病患者を対象とした研究では，コリンエステラーゼ阻害薬が運転パフォーマンスや視覚認知を有意に高めたとする報告[17]がある．

4）抗てんかん薬

　自動車運転中のてんかん発作はしばしば重大な死傷事故を招き，社会問題化してきたため，てんかん患者の運転の可否は道路交通法の運用基準に基づいて厳密に評価される[18]．もし抗てんかん薬の服用によって発作消失期間を長期間維持できていれば，治療薬の服用中であっても運転は許可される[19]．抗てんかん薬による治療を成功させるには，十分な薬効が発揮され，かつ中毒が生じない最適な投与量を設定する必要がある．そこでその決定のため，投薬中の血中濃度測定が定期的に行われる．有効血中濃度の維持には服薬アドヒアランスが重要であることはいうまでもなく，服薬の重要性や正しい服薬方法を患者に理解してもらうよう，丁寧な服薬指導が求められる．

　抗てんかん薬は神経細胞の過剰興奮抑制を作用機序とするため，眠気やふらつきなどの副作用がみられやすい．したがってその添付文書の使用上の注意には，他の中枢神経作用薬と同様に，服用中の自動車運転などの禁止の指導を求める記載がなされている．しかし，このような一律な添付文書の記載に対しては，医療現場からの反発が大きい．日本てんかん学会は，抗てんかん薬の添付文書の記載は「抗てんかん薬を服用するすべての患者」に対してではなく，「自動車運転等に支障をきたす副作用が生じていると考えられる患者」にのみ適用されるべきとの見解を表明している[20]．投与開始時や投薬量の変更時には眠気などの副作用が発生しないかチェックし，発作再発の恐れがないと判断されれば，運転を許可するのが妥当な判断と考えられる．なお抗てんかん薬を服用している患者の運転能力について調べた研究では，運転パフォーマンスの有意な低下がみられなかったと

報告されている[21]．

5) 疼痛治療薬

　　プレガバリンは神経障害性疼痛への有効性に優れた薬物であり，電位依存性カルシウムチャネルに作用し，興奮性神経伝達物質の放出を抑制することによって鎮痛作用を発揮する．副作用として傾眠やめまいが高頻度でみられることが知られており[22]，特に高齢者で発現率が高い．服用中に自動車事故を起こした症例がPMDAの医薬品副作用データベースでも多数報告されており，投与中の患者に対しては自動車運転を行わないよう強く指導すべきである．プレガバリンは腎排泄型の薬物であるため，腎機能障害を有する患者では嗜眠やめまいなどの副作用が発生しやすい[23]．高齢者では腎機能低下が珍しくないため，プレガバリンを新たに投与する場合には，低用量から開始し，副作用が発生していないか十分な観察が必要である．

　　オピオイド鎮痛薬もまた傾眠の副作用をきたしやすく，投与中の自動車運転を避けるよう注意喚起がなされている．疫学研究では，交通事故による外傷のリスクは，オピオイド鎮痛薬の投与量依存的に上昇することが報告されている[24]．その一方で，新たにオピオイド鎮痛薬が投与された患者における交通外傷発生リスクは，非ステロイド性消炎鎮痛薬（NSAIDs）と差がなかったとする報告[25]もある．

6) 抗ヒスタミン薬

　　抗ヒスタミン薬はスギ花粉症などのアレルギー疾患で多用され，また市販の総合感冒薬や酔い止め薬の成分でもあるため，日常的に多くの人が服用する薬物である．市販薬に含まれる抗ヒスタミン薬成分は眠気の原因となりやすいが，これは覚醒状態の維持に重要な中枢ヒスタミン神経系がヒスタミンH_1受容体の占拠により阻害されるためである．第一世代抗ヒスタミン薬（クロルフェニラミンなど）は，常用量でも脳内の半数以上のヒスタミンH_1受容体を占拠してしまうため，眠気や注意力の低下が生じやすい[26]．運転能力の低下は自覚症状がなくても生じうるため，鎮静性の抗ヒスタミン薬服用時は眠気の有無に関わらず，自動車運転を避ける必要がある．抗ヒスタミン薬による鎮静作用の発現頻度は薬の種類によって異なり，薬の血液脳関門透過性がその規定要因となる[27]．血液脳関門を通過しない非鎮静性抗ヒスタミン薬の場合には，自動車運転への影響をほぼ無視することができる．実際，デスロラタジン，ビラスチン，フェキソフェナジン，ロラタジンの4剤の添付文書には，自動車運転に関する注意喚起の記載がない[28]．

これらの薬物の自動車運転能力に及ぼす影響は二重盲検法で評価されており，プラセボに比べて有意な運転パフォーマンスの低下がみられないことが実車や運転シミュレータで確認されている．

7）糖尿病治療薬

　糖尿病の治療中に発生する低血糖発作は，運転中の意識障害を招き，自動車事故の原因になる．実際，糖尿病患者は非糖尿病患者に比べ，交通事故の発生リスクが12〜19％ほど上昇するといわれている[29]．糖尿病患者を対象としたアンケート調査[30]によると，運転中の低血糖発作，低血糖による交通事故を経験したことがあると回答した患者は，1型糖尿病の患者，インスリン治療を行っていた患者で多い．インスリン以外の糖尿病治療薬の中では，スルホニル尿素（SU）薬とグリニド薬が低血糖発作を誘発しやすい．DPP-4阻害薬やGLP-1受容体作動薬は単剤投与時には低血糖が発生しにくいが，複数の薬物を併用している場合には注意する必要がある．インスリンや経口血糖降下薬で治療している患者に対しては，(1) 低血糖発作の前兆がみられれば速やかに運転を中止する，(2) 運転前と長時間運転時には反復して血糖測定を心がける，(3) ブドウ糖などを携帯して低血糖に備える，などの指導を行うことが望ましい．

8）禁煙補助薬

　経口禁煙補助薬のバレニクリン酒石酸塩は，服用中の患者で運転中に全身の震え，意識消失が生じ，自動車事故に至ったとする報告が販売開始後に相次ぎ，医薬品・医療機器等安全性情報による注意喚起がなされた[31]．一方，開発企業が行ったメタ解析研究[32]では，意識障害に分類される個々の有害事象の発現率はプラセボと有意差がなく，また事故や怪我関連有害事象のリスク上昇は確認されなかった．現時点では本薬物の服用と意識障害発生との間の明確な因果関係が確認されていないため，服薬中の自動車運転制限の緩和を日本禁煙学会は要望している．これに対し，厚生労働省はこれまでの臨床試験や観察研究の結果から，本剤と自動車運転関連事象または交通事故関連事象との因果関係は否定できないとし，服薬中の運転を禁止する方針を変更していない[33]．

9）アルコール

　飲酒の自動車運転への影響は広く認知されている．血中アルコール濃度（blood alcohol concentration：BAC）と交通事故リスクとの関係性は明確であり，交通事故による死亡リスクはBACの上昇とともに指数関数的に高まる[34]．道路交

通法において，酒気帯び運転の基準値となる呼気中アルコール濃度は 0.15 mg/L であり，BAC に換算すると 0.3 mg/mL（0.03％）に相当する．しかしながらこの基準値以下であっても，注意力の低下や反応時間の延長がみられ，運転機能に影響する．実際に，BAC 0.01％ときわめて低いレベルであっても，0％の場合よりも交通事故が重症化しやすいと報告されている[35]．さらに呼気からアルコールが全く検出されなくなった後でも，運転シミュレーションのパフォーマンスに影響がみられたとの報告もあり，二日酔いが運転に及ぼす影響は無視できない[36]．

水溶性が低い薬物の場合，溶解補助剤としてアルコールを含有することがある．例えば，パーキンソン病やレビー小体型認知症の核医学検査に用いられるイオフルパン（^{123}I）注射液は 5％のエタノールを含有しており，注射当日の自動車運転は控える必要がある．また同様にアルコールを含有する抗がん薬パクリタキセル注射液の添付文書には，含有アルコールの中枢神経系への直接作用に加え，前投薬で投与されるジフェンヒドラミン（抗ヒスタミン薬）がアルコールと相互作用を起こし，中枢神経抑制作用が増強する可能性について記載されている[37]．

2. 薬物相互作用の問題

薬物相互作用とは，複数の薬物の飲み合わせ，または薬物と食品や栄養補助食品（サプリメント）の食べ合わせによって，薬物の作用が変化（減弱あるいは増強）することである．薬物相互作用には，薬物の生体分子に対する直接的な作用が変化する場合（薬力学的相互作用）と，薬物の血中濃度や半減期が変化する場合（薬物動態学的相互作用）がある[38]．高齢者はしばしば多くの薬物を併用しているため，薬物相互作用のリスクが高い．また加齢や疾患により肝臓や腎臓の機能が低下していると，わずかな薬物相互作用によって重大な副作用や有害事象が引き起こされるため，特に注意が必要である．

胃炎・胃潰瘍治療薬のシメチジンは，薬物代謝酵素の CYP2D6 と CYP3A4 を阻害するため，BZ 系薬物，抗てんかん薬，三環系うつ薬などの血中濃度を増加させる[39]．その結果，例えば BZ 系薬物の作用が増強・延長すると，鎮静作用が強く現れるために眠くなる．マクロライド系抗菌薬のエリスロマイシンとクラリスロマイシンも CYP3A4 を阻害する[39]．クラリスロマイシンとスボレキサントの併用は禁忌である[40]が，別々の医療機関から処方された結果，起立困難になった症例が報告されている．プレガバリンは 90％以上腎で排泄されるため，NSAIDs など薬剤性腎障害を引き起こす可能性がある薬物と併用する場合，注意深く観察する必要がある．またプレガバリンはオピオイド鎮痛薬との併用で呼吸

不全や昏睡を引き起こす可能性があるとともに，オキシコドンやロラゼパム，アルコールとの併用で認知機能や粗大運動機能が障害されるため，添付文書上これらの薬物は併用注意となっている[41]．一方で，抗結核薬のリファンピシン，抗ウイルス薬，抗てんかん薬などは CYP3A4 を増やすため，CYP3A4 で代謝される治療薬の血中濃度を低下させる働きがある[38]．例えば症候性てんかん治療中の患者が，新たな感染症治療のためリファンピシンを投与されたところ，併用開始後 16 日目に抗てんかん薬カルバマゼピンの血中濃度が検出感度以下（ほぼゼロ）に低下したことが報告されている[42]．

さまざまな食品との相互作用にも注意しなければならない．BZ 系薬物をアルコールと併用すると薬力学的・薬物動態学的相互作用が生じ[43]，実際に事故リスクを大幅に高めることが知られている[5]．また多くの BZ 系薬物の代謝酵素 CYP3A4 を阻害するグレープフルーツジュースと併用した場合にも，BZ 系薬物の作用時間が延長し，ハングオーバーにつながることがある．高齢患者の薬物相互作用をモニタリングするためには，併存疾患とその処方薬を全て把握するだけではなく，食事や飲酒，サプリメントなど生活習慣や嗜好品についても詳しく知る必要がある．

おわりに

薬物治療とそれに関連した交通事故発生リスクについて概説した．潜在的に運転に影響しうる薬物を患者に投与せざるを得ない状況においては，薬物の有害作用がもたらすリスクと，原疾患の治療によってもたらされるメリットを天秤にかけながら，その患者に適した薬物治療計画を立てなければならない．

【文献】

1) 国土交通省自動車局安全政策課．健康起因事故の現状と国の取り組みについて　2020 年 2 月 18 日．
2) 総務省．医薬品等の普及・安全に関する行政評価・監視　＜調査結果に基づく勧告＞　平成 25 年 3 月 22 日．
3) 飯原なおみ，吉田知司，岡田岳人，他．わが国のナショナルレセプトデータベースが示した運転等禁止・注意医薬品の使用実態．医療薬学．2014; 40: 67-77.
4) 岩本邦弘，岩田麻里，尾崎紀夫．ベンゾジアゼピン受容体作動薬と自動車運転．精神医学．2020; 62: 401-7.
5) Dassanayake T, Michie P, Carter G, et al. Effects of benzodiazepines, antidepressants and opioids on driving: a systematic review of epidemiological and experimental evidence. Drug Safety. 2011; 34: 125-56.

6) マイスリー®錠 インタビューフォーム．
7) ルネスタ®錠 インタビューフォーム．
8) Chang CM, Wu EC, Chen CY, et al. Psychotropic drugs and risk of motor vehicle accidents: a population-based case-control study. Br J Clin Pharmacol. 2012; 75: 1125-33.
9) Verster JC, Veldhuizen DS, Volkerts ER. Residual effects of sleep medication on driving ability. Sleep Med Rev. 2004; 8: 309-25.
10) MSD 株式会社 ベルソムラ®錠 10 mg，ベルソムラ®錠 15 mg，ベルソムラ®錠 20 mg に係る医薬品リスク管理計画書．
11) Brunnauer A, Herpich F, Zwanzger P, et al. Driving performance under treatment of most frequently prescribed drugs for mental disorders: A systematic review of patient studies. Int J Neuropsychopharmacol. 2021; 24: 679-93.
12) 安藤利奈，山崎知恵子，岩城寛尚，他．パーキンソン病患者の治療薬と自動車運転状況：重大自動車事故と抗パーキンソン薬との関係について．臨床薬理．2017; 48: 167-71.
13) 非麦角系ドパミンアゴニストによる突発的睡眠等について（自動車の運転等をさせないことの患者説明の徹底）医薬品・医療機器等安全性情報．No.245 2008 年 3 月．
14) 安藤利奈，多田 聡，宮上紀之，他．Parkinson 病治療薬と日中の眠気・突発的睡眠との関連についての検討．神経治療学．2019; 36: 317-20.
15) 上村直人，福島章恵．認知症と自動車運転．Jpn J Rehabil Med. 2013; 50: 87-92.
16) Rapoport MJ, Weaver B, Kiss A, et al. The effects of donepezil on computer-simulated driving ability among healthy older adults: a pilot study. J Clin Psychopharmacol. 2011; 31: 587-92.
17) Daiello LA, Ott BR, Festa EK, et al. Effects of cholinesterase inhibitors on visual attention in drivers with Alzheimer's disease. J Clin Psychopharmacol. 2010; 30: 245-51.
18) 川合謙介．てんかんと自動車運転．臨床精神薬理．2015; 18: 537-44.
19) 日本てんかん学会法的問題検討委員会．てんかんをもつ人における運転適正の判定指針．てんかん研究．2001; 19: 140-1.
20) 抗てんかん薬の薬剤情報添付文書における自動車の運転等に関する記載についての見解．日本てんかん学会．平成 26 年 10 月 2 日．
21) Saji M, Kanemoto K, Matsuoka E, et al. Impact of antiepileptic drugs on simulated driving in patients with epilepsy. Seizure. 2021; 92: 195-9.
22) プレガバリン再審査報告書 令和元年 5 月 7 日．
23) 渡邊美智留，三田恭平，中村春世，他．プレガバリン投与後に発現するめまいおよび傾眠のリスク因子の検討．医療薬学．2014; 40: 726-33.
24) Gomes T, Redelmeier DA, Juurlink DN, et al. Opioid dose and risk of road trauma in Canada. A population-based study. JAMA Intern Med. 2013; 173: 196-201.
25) Guan Q, McCormack D, Juurlink DN, et al. New opioid use and risk of emergency department visits related to motor vehicle collisions in Ontario, Canada. JAMA Netw Open. 2021; 4: e2134248.
26) Okamura N, Yanai K, Higuchi M, et al. Functional neuroimaging of cognition impaired by a classical antihistamine, d-chlorpheniramine. Br J Pharmacol. 2000; 129: 115-23.
27) Nakamura T, Hiraoka K, Harada R, et al. Brain histamine H_1 receptor occupancy after oral administration of desloratadine and loratadine. Pharmacol Res Perspect. 2019; 7: e00499.
28) 田代 学．抗ヒスタミン薬と自動車運転機能．日本医事新報．2019; 4945: 32.

29) ECRI. Diabetes and Commercial Motor Vehicle Safety (Federal Motor Carrier Safety Administration). June 2011 Update . Plymouth Meeting, Pennsylvania, ECRI, 2011.
30) 松村美穂子, 中谷祐己, 百目木希実, 他. 糖尿病患者における自動車運転中の低血糖発作の実態〜低血糖発作による交通事故低減への啓発〜. 糖尿病. 2014; 57: 329-36.
31) 医薬品・医療機器等安全性情報 284 号. 2011 年 10 月.
32) 諏訪清美, 大倉征幸, 吉川 麗, 他. バレニクリン酒石酸塩錠と意識障害および事故または怪我の関連性の検討. Prog Med. 2015; 35: 1371-9.
33) バレニクリン酒石酸塩の安全対策について 平成 30 年 3 月 15 日 厚生労働省 医薬・生活衛生局 医薬安全対策課.
34) Peck RC, Gebers MA, Voas RB, et al. The relationship between blood alcohol concentration (BAC), age, and crash risk. J Safety Res. 2008; 39: 311-9.
35) Phillips DP, Brewer KM. The relationship between serious injury and blood alcohol concentration (BAC) in fatal motor vehicle accidents: BAC = 0.01％ is associated with significantly more dangerous accidents than BAC = 0.00％. Addiction. 2011; 106: 1614-22.
36) Alford C, Broom C, Carver H, et al. The impact of alcohol hangover on simulated driving performance during a 'Commute to Work'-zero and residual alcohol effects compared. J Clin Med. 2020; 9: 1435.
37) パクリタキセル注射液 添付文書.
38) 日本医療薬学会, 医療薬学学術第一小委員会, 編. 医療現場における薬物相互作用へのかかわり方ガイド. 2019.
39) 吉成浩一. 薬物代謝酵素がかかわる薬物相互作用. ファルマシア. 2014; 50: 654-8.
40) クラリスロマイシン錠 添付文書.
41) リリカ®カプセル 添付文書.
42) 増田章秀, 坂口裕子, 大林巧志, 他. リファンピシン併用時のカルバマゼピン血中濃度推移をモニタリングした 1 症例. 京一日赤医誌. 2018; 1: 59-63.
43) Tanaka E, Misawa S. Pharmacokinetic interactions between acute alcohol ingestion and single doses of benzodiazepines, and tricyclic and tetracyclic antidepressants -- an update. J Clin Pharm Ther. 1998; 23: 331-6.

〈岡村信行, 中村正帆〉

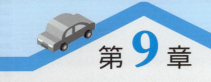

第9章
医療現場における運転断念勧告とその後の経緯

1. はじめに

　認知症の診断がくだり，その程度が中等症以上であれば自動車運転免許は返納するよう患者・家族に強く働きかける．しかしながら素直に免許返納に応じる患者ばかりではない．認知症の程度に応じて返納を促すにはどう説得していくか，最後まで自主返納を勧めるのか，早めに自動車運転にかかわる診断書を作成し免許停止にもっていくのかを判断する．この章では自動車運転を断念させるためのプロセスや運転免許返納率の現実を紹介する．

2. 認知症診断直後に患者や家族に伝えるべきこと

　最初は以下のような出だしで患者・家族に認知症のことを知らせる．「今回の診察と検査により認知症という病気がわかりました．認知症になったのは誰の責任でもないのですが，これまでと違って日常生活の中で自動車運転に関しては少々危険が伴います．交通事故を起こす前に自動車運転は諦めてください」．
　しかしこの説明で自分の病気をすぐ理解し，それが自動車運転には不向きであると理解する人は一部である．多くは認知症という診断を受けたことがショックであり，そのことに関して落ち込み，うつ状態になる人が多い．さらには日常生活に不可欠であった自動車運転を断念しなければならないという二重の負担が急に自分の身に降りかかるわけである．このようなとき，多くの人は認知症は年齢のせいであり自動車運転はまだ大丈夫だと思い込む．では当センターではどう説得するか．以下に説得内容について述べる．
　「最近，車体を擦ったり路肩に乗り上げたりすることが増えた原因は，脳の中の空間認知の部分が働かなくなり，車幅感覚や左右感覚や速度感が鈍ってきていることを意味します」．「物を見たとき，人は視野の中心部だけでなく周辺視野にも無意識に気がついているのですが，歳とともに周辺の注意力は落ちてきます．しかも認知症になれば空間認知能も低下し，周辺視野に入った人や車が見えなくな

るのです．交差点で視野の中心部に入るまで人や車に気がつかないと交通事故を起こします．空間認知能だけでなく手足の運動機能も落ちてきます．アクセル，ブレーキ，ハンドル，方向指示器など複数の操作を手際よく行わないと安全に運転できません．認知症になるとそれらの動作ができなくなります」．「交通事故は瞬時に起き，自分も相手も大怪我をしたり亡くなったりするかもしれません．そうならないよう運転免許は今のうちに自主的に返納し，別の交通手段を考えてみてください」．説得のキーワードは「晩節を汚すなかれ」．

　説明と説得に際しては，運転継続がいかに危険であるかを説明した旨をカルテに記載する．また当法人の弁護士とも相談し，図1A，図1Bのような誓約書と確認書を作成した．自主返納を約束した患者には，図1Aの誓約書に署名してもらいコピーを本人に渡す．返納を拒否した人に対しては，自動車運転の危険性と免許返納を勧めた旨の確認書図1Bを作成し，家族にコピーを手渡す．

3. どの程度の割合で免許を自主的に返納するのか

　これらの書類を手渡し，約1カ月後に地域の自動車免許センター（「各都道府県警察・公安委員会」県警察署・公安委員会）に通知し，免許の所持状態を調べてもらう．免許の返納率を2017年4月から2019年4月までの約2年間にわたって102名の事例を調べた結果を図2で示す[1,2]．棒グラフ左は，診察室で免許を返納すると約束した患者に渡した誓約書群であるが，1カ月以内に約80％の患者が返納していた．しかし診察室であれだけ返納するといって誓約書を取り交わしたにもかかわらず，20％の人は前言を取り消し免許の保持を続けていた．一方，返納拒否の患者でも，約42％の人が自主返納していた．返納拒否の患者も診察後の家族からの強い説得に応じ免許を返納したと思われる．配偶者より子や孫の説得のほうが効を奏する場合が多いようで，彼らの説得力も侮れないと感じた．

4. 免許返納で患者本人・家族が困ること，運転に際して注意していること

　運転免許を返納して困る点を調べた結果は以下の通りであった[3]．買い物で車を利用することができなくなった（46％），通院に車を使えなくなった（38％），趣味・家族の送迎・仕事ができない（1％）．すべてが患者・家族の本音とは思えないが，患者自身のためというより家族への協力ができなくなることを理由に返納を拒否する場合はあるだろう．

自動車運転に関する誓約書

　今回の診察ならびに検査の結果、あなたは記憶力低下・判断力低下・実行力低下・視覚認知機能低下など認知症の徴候が出てきています。

　このような状態で自動車・原動機付自転車・自動二輪車（以下：自動車）の運転を続けることは大変危険であり、認知症専門医としては許可できませんし、法律でも禁止され自主返納を求めています。

　当センターでは、1ヶ月の猶予をもって公安委員会に返納されたかを確認いたしますが、返納されていなければ、当センターよりあなたが認知症であることを公安委員会へ届け出ます。

　なお、本日お伝えしたことを、この「自動車運転に関する誓約書」としてお渡しします。

説明医師：認知症専門医　井手　芳彦
（認知症疾患医療センター）

****

　私は上記の内容を理解しましたので、ただちに自動車運転を止め、免許証を返納することを誓約いたします。

令和　　年　　　月　　　日

診断を受けた人の署名：＿＿＿＿＿＿＿＿＿＿＿＿＿＿＿＿＿＿

説明を共に受けた人の署名：＿＿＿＿＿＿＿＿＿＿＿＿＿＿＿＿
　　　　（家族・友人・知人・ほか）

作成：佐世保中央病院　認知症疾患医療センター

図1A　運転免許返納を承諾した患者へ渡す誓約書

自動車運転に関する確認書

_____ 様

診断名：_____

　今回の診察ならびに検査の結果、あなたは記憶力低下・判断力低下・実行力低下・視覚認知機能低下など認知症の徴候が出てきています。
　このような状態で自動車・原動機付自転車・自動二輪車（以下：自動車）の運転を続けることは大変危険であり、認知症専門医としては許可できませんし、法律でも禁止されています。

　本日、運転免許証の自主返納について説明を行い同意を求めましたが、ご理解・ご協力を得ることができませんでしたので、道路交通法にある「認知症など一定の病気等を診断した医師による任意の届出制度」をもって、あなたが認知症であることを公安委員会へ届け出ます。
なお、本日お伝えしたことを、この「自動車運転に関する確認書」としてお渡しします。

　　　　　　　　　　　　　　　令和　　年　　月　　日
　　　　　　　　　　　　　　　社会医療法人財団白十字会
　　　　　　　　　佐世保中央病院　認知症疾患医療センター
　　　　　　　　　　　　　　　センター長　井手　芳彦

　　　受け取り者署名：_____

図1B　運転免許返納を拒否した家族へ渡す確認書

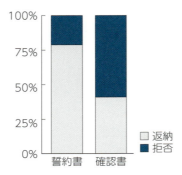

図2 誓約書または確認書発行後の免許返納率

　運転中に気をつけていることも尋ねた（複数回答あり）．家族を助手席に乗せる（40％），夜は運転していない（30％），市内のみで遠出はしない（20％），安全装置をつけた（10％），など．本人・家族ともども運転には気を遣っている様子が窺われる．予想では80％程度の対策を期待したが実際は40％以下であった．本人・家族とも交通事故の危険性を充分には認識していないと思われる．

5. 免許返納率は年齢と関係するのか

　年齢が高くなればなるほど運転には不向きだと一般的に思われている．そこで年齢と返納率について解析した．80歳代半ば以下は概ね50％内外の返納率であり，80歳代後半になってやっと70％まで伸びている 図3．現代日本人は80歳代半ばまでの50％は普通に運転している現状がわかる．当センターを受診して免許返納を勧告された人でさえそうなので，実際は85歳以上でも年齢を気にせず運転を続けている高齢者はかなり多いと思われる．

6. 自主返納率は認知症の程度と関連するのか

　一般的には認知症が軽ければ自主返納しないし，重篤であれば直ちに返納するであろう．図4 に示すのはMMSE（mini mental state examination）スコアと自主返納率の関係である．30〜27点の健常者，26〜24点の軽度認知機能低下（MCI：mild cognitive impairment），23〜20点の軽度認知症の人のそれぞれは，概ね40〜50％の人が自主返納している．他方，19〜14点の中等症や13点以下のやや高度・高度の人は，それより高く63〜80％は返納していた．予

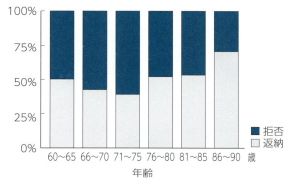

図3 年齢別の免許返納率

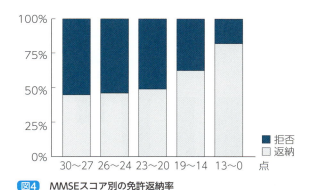

図4 MMSEスコア別の免許返納率

想通りの結果であった．

　運転に直接関係がある道路標識の認識度についても調べた．**図5** に示すような道路標識6種類を被検者に提示し，どういう意味の標識かを答えてもらった．**図6** に示すように道路標識正答数ゼロの人の80％はさすがに返納しているが，4点から1点の中間層の人の返納率はおもわしくない．運転技術に自信をもっているので，道路標識の意味を忘れても交通事故さえ起こさなければよいという感覚で運転している．

　自動車運転では，アクセル，ブレーキ，ハンドル，方向指示器など複数の操作を手際よく行う必要があるが，その動作の多くは 大脳基底核と前頭葉が担っていると考えられている．当センターではルティーンの高次脳機能検査で前頭葉機能検査（frontal assessment battery：FAB）を行っている．満点は18点で13

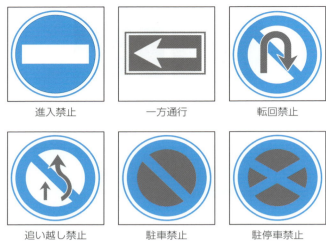

図5 道路標識6種類（進入禁止，一方通行，回転禁止，追い越し禁止，駐車禁止，駐停車禁止）

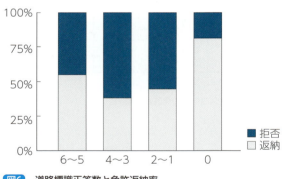

図6 道路標識正答数と免許返納率

点と12点の間にカットオフを設定している．この解析 図7 では，満点に近い人の37%は返納しており，それより点数が下がると若干増え，50〜58%の人が返納していた．一見リーズナブルに見えるが，9点以下の人でさえもたかだか50%の返納率であり，高齢者運転の現実がいかに危なっかしい状態であるかが見てとれる．

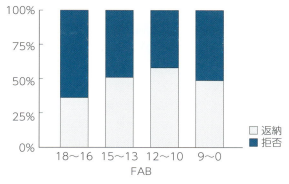

図7 前頭葉機能（FAB）スコアと免許返納率

7. 実際の事例を紹介する

【症例1】80歳代，男性，自営業　診断：アルツハイマー型認知症（AD）＋レビー小体型認知症（DLB）

　X－4年より記憶力低下が出てきた．X－1年より易怒性，盗られ妄想，「テレビの中の人が自分の悪口を言っている」など訳のわからないことを言い出した．家人によれば，夜半によくうなされているという．当センター受診時 MMSE 28/30 と良好．しかし頭部 MRI で海馬萎縮は中等度，脳血流 SPECT で頭頂葉，後頭葉，前頭葉の血流低下がみられた．MIBG 心筋シンチで H/M＝1.7 と低下．心臓交感神経の変性脱落が示唆された．AD と DLB の合併である旨を告げ，自動車運転はしないよう説得したが，仕事にどうしても必要だからと言い納得しなかった．しかし約1年後，横断歩道歩行中の人を跳ね，被害者は翌日死亡した．裁判となり禁錮6カ月，執行猶予3年の判決が下った．当然，その時点で運転免許は停止となった．その後は認知症が進み，現在はショートステイ利用の日々である．2017年の改正道路交通法施行をきっかけに，この症例の経験を踏まえ，認知症が中等症まで進行した患者には免許返納を強く勧めるようになった．また終診1カ月後，半年後，1年後に免許保持の有無を公安委員会で調べてもらい，当センターに報告してもらっている．

> **【症例2】50歳代,男性,元教師.診断:前頭側頭型認知症,行動異常型(FTD/bvFTD)**
>
> X-1年春にショッピングセンターで駄菓子を万引き.同じ話を何度も繰り返し,部屋の整理整頓ができない.簡単な言葉でも出なくなり,難しい会話は理解できない.深刻な会話中に鼻歌を歌うなど場にそぐわない行動をする.X年春に運転中ガードレールにぶつけた.同年夏には別のショッピングセンターでも駄菓子を万引き.所轄の警官に認知症を疑われ当センターに紹介された.MMSE 13/30,精査の結果,上記の診断を得た.運転免許の自主返納を勧めたが拒否されたので,家族に対して前述の確認書を手渡した.1カ月後にも免許証を保持していたので,公安委員会に以下のような届出書を送付した.「近時記憶低下が強く,前頭葉の抑制機能低下も目立つ.万引きを繰り返しており,海馬・側頭葉の萎縮や前頭葉・側頭葉の血流低下がみられることから,bvFTDと思われる.自動車運転をやめ,免許返納を勧告したが拒んでいる.自動車事故を起こす危険性は相当高いと思うので,公安委員会から本人説得を続けてほしい.応じない場合は当センターから診断書を発行する」.その後,担当警官が患者の自宅を訪問し説得を続けた結果,ようやく免許返納に応じた.他県でも同様だと思うが,長崎県も担当警官は最後まで自主返納の説得を続ける.これが思いのほか効果があり,診断書提出に至る前に免許を返納する人が多いという.

8. 免許を返納した人への支援

運転免許返納後の患者たちの生活において,特に日用品の買い出しが不便になったという声が聞かれる.ある地区では以下のような試みがなされている.地元のあるスーパーマーケットがマイクロバスをチャーターし,地域を走りまわり顧客を乗せ自分のマーケットに連れて行く.買い物が終わると再びマイクロバスで患者たちを自宅に送り届ける.しばらくは料金なしで営業していたが,人件費やマイクロバスチャーター費用がかさみ,途中から有料になった.1年ほど営業したが思いのほか利用者が伸びず,最終的に中止となった.広報が不足していたのが原因であったようだ.行政からの補助金があれば,このスーパーマーケットも営業が続けられたかもしれない.

長崎県の別の地区では,地域の健常高齢者たちが中心になり,適切な講習を受けボランティア運転手として登録している.社会福祉協議会所有の車を空いてい

る時間に提供してもらい，地域高齢者のショッピングや通院，その他の移動を手伝う「移動支援サービス」を立ち上げた．実施にあたっては，あらかじめ社会福祉協議会やボランティアや地域住民が集まり，どの程度の人数が利用するのか，どのあたりまで移動を希望しているのか，その目的，利用の頻度などを調査し協議を重ねてきた．利用料金についても，250～500円程度であれば問題ないと多くの住民は回答したという．実際始めてみると利用者の反応は上々で，このプロジェクトがもっと認識されれば，利用者は増えてくるだろうと期待がかかっている．

まとめ

これまで述べてきたことをまとめると以下のようになる．健常に近い人やMCIの人たちはまだ大丈夫だと思い運転を続けるか，危険を回避するため早めに免許を返納するかのいずれかの行動をとる．認知症が中等症になるとなかなか免許を返納しない．家族の説得により一部は返納する人もいるが，このステージの人々の多くは説得に対して抵抗する．さらに認知症が高度になると介護人からの強い働きかけや医療機関からの診断書により「強制的に」免許を返納する割合が増えてくる．しかし独居の人や同居人の認識が低い場合は働きかけが少ないので，本人たちはまだ大丈夫だと思い返納しない．これらの人々は側頭葉・前頭葉・大脳基底核の機能低下があっても返納せず最も危険な集団である．現在の運転免許に関する診断基準を見直す時期に来ていると考える．

【文献】
1) 井手芳彦, 日和田正俊, 他. 第9回日本認知症予防学会:「認知症患者に対して自動車運転免許証の自主返納をいかに促すか」2019.10.18.
2) 井手芳彦, 他. 第37回日本認知症学会: シンポジウム16「当センターにおける自動車運転免許証自主返納の現状」2019.11.8.
3) 川口さゆり. 第36回日本認知症学会:「認知症と診断された自動車運転継続中の患者への対応」2017.11.24.

〈井手芳彦〉

第10章

脳卒中後遺症患者の運転再開における神経心理学的検査の活用

　道路交通法では,「自動車等の安全な運転に必要な認知,予測,判断又は操作のいずれかに係る能力を欠くこととなるおそれがある症状を呈する病気」(同法90条1項1号,施行令33条の2の3第3項3号)は免許の拒否または保留の対象となる.脳卒中後遺症患者が,これらの能力を「欠いていない」と判断するためには運動機能や感覚機能に加えて高次脳機能を評価する必要がある.高次脳機能について石合[1]は,「どこ」—**空間性認知**,「何」—**対象の認知**,「どのように」—**目的をもった行為**,そしてその場にないことを含めて「様々な事象を伝達・疎通」する**言語**と,これらの能力を学習し,時間の流れの中で有効に活用していくうえで大きな役割をはたす**記憶**,これらを有効かつ効率的に働かせる基礎となり,意識の集中と移動からなる**注意**,さらに幅広い高次脳機能を組織的に活用し将来展望や目的をもって遂行する**遂行機能**であるとしている.加藤[2]は運転にかかわる高次脳機能を具体的な運転状況とともに示している **図1**.また,Marshallら[3]は,脳卒中後遺症者の運転能力を評価するために有用な神経心理学的検査を示し,渡邊[4]は,それらを本邦で使用されている検査に置き換え,遂行機能系,知覚認知系,注意・記憶系,言語系に分類した **図2**.また,武原ら[5]は脳損傷者の自動車運転再開に必要な高次脳機能評価値について検討し暫定基準値を報告している.

　神経心理学的検査は,脳卒中後遺症者の高次脳機能が健常者と同等かそれに近い状態であるかを評価し,医学的な観点から運転技能を予測するスクリーニング検査としての意義は大きい.一方で,神経心理学の対象は心理現象であり心理現象は形あるものではない[6].高次脳機能障害の診察では,患者に種々の課題を行わせるが,どの課題もたったひとつの心理過程を用いて遂行できるものではないということを銘記しておく必要があり,他の課題での反応と照らし合わせたりして,どのような心理過程に障害が起こっているのかを判断しなければならない[7].以下,本邦の医療機関で運転評価に用いられている検査のいくつかについて解説する.

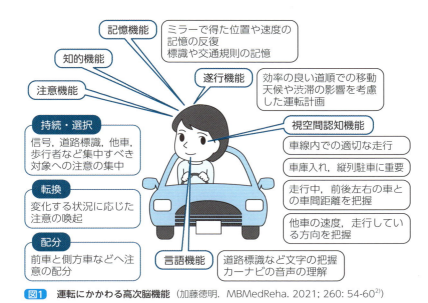

図1 運転にかかわる高次脳機能（加藤徳明．MB Med Reha. 2021; 260: 54-60[2]）

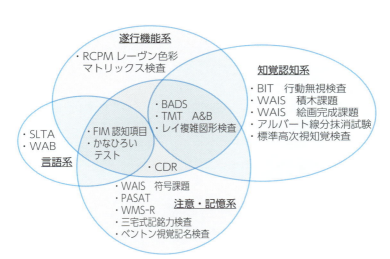

図2 運転能力評価に用いられる神経心理学的検査（渡邊　修．In：林　泰史，他，監．武原　格，他，編．脳卒中・脳外傷者のための自動車運転　第2版．東京：三輪書店；2016. p.27-31[4]）

SLTA: standard language test of aphasia（標準失語症検査），WAB: western aphasia battery, WAIS: ウェクスラー成人知能検査，WMS-R: ウェクスラー記憶検査・改訂版，PASAT: paced auditory serial addition test. BADS: behavioural assessment of dysexecutive syndrome（遂行機能障害症候群の行動評価日本版），TMT: trail making test. BIT: behavioral inattention test（行動性無視検査日本版），FIM: functional independent measure, CDR: clinical dementia rating（臨床的認知症尺度）

1. 標準失語症検査 (Standard Language Test of Aphasia: SLTA)[8], WAB (Western Aphasia Battery) 失語症検査日本語版[9]

　神経心理学的検査を行うにあたって，はじめに失語症の有無を評価することは重要である．日本高次脳機能障害学会の「脳卒中，脳外傷により高次脳機能障害が疑われる場合の自動車運転に関する神経心理学的検査法の適応と判断」[10]では，喚語困難と理解障害の観点から失語症を評価し，失語症の有無によるフローチャートの選択を提示している．失語症があるかないかのスクリーニングをベッドサイドや診察室で行う方法として丹治[11]は，①フリートーク（オープンエンドな質問，仕事，家族など日常生活に関する会話），自発話が流暢か，構音障害があるか，②理解（複数の絵や物品から対応するものを指さす，3つのものを検者が言った順番に指さす，短文の理解「左手で右肩を触ってください」など），③呼称（線画，実物品の呼称），④復唱［無意味語（「へけめくれ」など）と有意味語（「ふじのやま」など），短文（「みんなで力を合わせて綱を引きます」など）］，⑤書字（漢字，仮名），⑥読字（漢字，仮名），をあげている．

　失語症の存在が疑われた場合，標準失語症検査（SLTA）[8]やWAB失語症検査日本語版[9]を用いることによって言語の機能ごとの重症度や経時的変化を把握することができる．失語症と自動車運転について，佐藤[12,13]は失語症者と失語以外の高次脳機能障害を呈した者とで神経心理学的検査の比較検討を行い，非失語群に比して失語群ではMMSE，WAIS-Ⅲの記号探し，数唱，語音整列で有意に低い成績が認められたことを示した．失語群は仮名や漢字などの文字そのものではないが記号といったシンボルを短時間に処理していく作業や，数字や言語音の音韻表象の操作や処理には不利になる可能性を示唆し，これらの失語群の不得手となる文字・音韻の操作処理といった側面は，課題場面だけではなく，運転場面にもその影響が考えられるとしている．

2. BIT 行動性無視検査日本版 (Behavioural Inattention Test: BIT)[14]

　半側空間無視とは，「さまざまな刺激に対する反応や行動に際し，要素的な感覚，運動障害を持たないのに，大脳病巣の反対側に与えられた刺激に気付かず，反応しない」病態である[15)16)]．視野欠損との違いは，視野欠損は視線を固定した状態で指標の視覚の有無を見るという客観的感覚検査で検出される感覚障害であり，半側空間無視は視線を自由に動かすことのできる行動条件下で一側の刺激対象を

見落とすという，知覚水準の異常であり，両者は異なった水準の異常を対象としている[16]．多くの場合，右手利きの人の言語優位半球は，左大脳半球であり，右大脳半球は，空間処理に優位に作用する．そのため，右半球損傷後に認められる半側空間無視は，左半球損傷後のそれよりも重度で，改善が得られにくい[17]．半側空間無視があれば無視側の物や人を発見することができない可能性があることから運転が危険であることは明らかであり，石合[18]は，無視の存在は脳血管障害や脳外傷後の運転再開における絶対的不適格条件である，とし，経過がかなり良好で無視が消失したように見える場合でも慎重に検討を進めるべきであるとしている．

BIT行動性無視検査日本版[14]（BIT）は机上で行う半側空間無視の検査である．BITは通常検査と行動検査に分かれていて通常検査は抹消試験（線分抹消，文字抹消，星印抹消），線分二等分試験，模写試験，描画試験の6つの下位検査で構成されている．自動車運転の適応を判断する際のBITの判定については，6つの下位検査でいずれもカットオフ点を超えた得点であることが望ましいとされ，また，一つでもカットオフ点以下となった場合は，見落とし／誤反応を精査して，半側空間無視が疑われれば「運転を控えるべき」と判断するとされている[10]．さらに，抹消試験の成績がカットオフ値を超えていても，線分抹消試験を1分以内，文字抹消試験を2分40秒以内，星印抹消試験を1分40秒以内に終了できない場合[19]は代償期の半側空間無視の可能性があり，「運転を控えるべき」と判断するとしている[10]．また，カットオフ点と所要時間の基準を満たしても，机上の検査以外で半側空間無視の症状が現れることがあり，生活行動面で半側空間無視の存在が疑われる場合は「運転を控えるべき」であるとしている[10]．

3. Wechsler成人用知能検査
(Wechsler Adult Intelligence Scale: WAIS)[20,21]

Wechsler成人用知能検査（WAIS）[20,21]は全般性知能検査として本邦で汎用されている．

WAIS-Ⅲ[20]は14の下位検査から構成され，言語性IQ（VIQ），動作性IQ（PIQ），全検査IQ（FIQ）の3つのIQと言語理解（VC），知覚統合（PO），作動記憶（WM），処理速度（PS）の4つの群指数を算出する．岩井ら[22]は脳損傷者の自動車運転再開可否判定におけるWAIS-Ⅲスコアの予測能について検討し，カットオフ値を算出して臨床的な妥当性を検討した．結果として，運転再開に向けたカットオフ値はWAIS-ⅢのFIQが107，PIQが98.5，POが107と算出

されたが，この値は特異度が高く（カットオフ値を超えると運転再開の可能性が高い），感度が低い（運転は控えるべき患者を見逃す可能性が高い）ため，運転再開・非再開を二分するよい指標とはならないこと，一方で FIQ, PIQ, PO のすべてにおいて境界値 70 未満の場合，75％の確率で運転再開に至らないことを示した．

WAIS-Ⅳ[21] は，15 の下位検査（基本検査：10，補助検査：5）で構成されており，10 の基本検査を実施することで，全検査 IQ（FSIQ），言語理解指標（VCI），知覚推理指標（PRI），ワーキングメモリ指標（WMI），処理速度指標（PSI）の 5 つの合計得点を算出する．

4. 脳卒中ドライバーのスクリーニング評価日本版
(Stroke Driver's Screening Assessment Japanese Version: J-SDSA)[23]

Stroke Driver's Screening Assessment（SDSA）は Nouri & Lincoln らによって脳卒中患者の運転評価に特化した検査として開発された．ドット抹消，方向スクエアマトリックス，コンパススクエアマトリックス（コンパス），道路標識の 4 つの下位検査からなり，これらの結果を統合して運転可否予測が行われる．2015 年に原著者の許可を得て脳卒中ドライバーのスクリーニング評価日本版（J-SDSA）[23] が開発された．加藤[24] は J-SDSA の予測精度についての多施設共同研究の結果，予測精度は 75％であり，陰性予測値 80.3％に比して陽性予測値（J-SDSA で運転不可とされた者が実車評価にて運転不可とされる割合）56.2％と低い値であったと報告している．このことから，J-SDSA の結果のみで運転不可とすることには注意が必要であり，J-SDSA はスクリーニング検査として用い，他の神経心理学的検査や実車評価などと組み合わせて最終的な判断を行う必要があると指摘している．

5. Trail Making Test（TMT）[25]，Trail Making Test 日本版（TMT-J）[26]

Trail Making Test（TMT）は 1944 年に原法が作成されて以来広く用いられている．見渡し，視覚運動追跡，分配性注意，認知の柔軟性などを測ることができる簡便な検査法である[25]．TMT はこれまでに脳卒中後遺症患者の運転適性を予測する有効な検査の一つであると報告されている[3,27]．Trail Making Test 日本版（TMT-J）[26] では 20〜89 歳の健常者を対象とした標準化が行われ，年代

に応じた測定を行うことができる．TMT-JのPart Aでは検査用紙に散りばめられている1から25までの数字を順番に線でつなぐ．TMT-JのPart Bでは1から13までの数字と「あ」から「し」までのひらがなを，数字は若い順に，ひらがなは五十音順に交互に線でつなぐ．

6. Rey-Osterrieth の複雑図形検査
(Rey-Osterrieth Complex Figure Test：ROCFT) [28]

脳損傷者の視覚構成能力や視覚性記憶を評価するためにAndré Reyによって考案され，Osterriethにより標準化された検査である[28]．はじめに，あとでまた描いてもらうことには触れずに図を模写してもらう（模写課題）．次に見本の図を取り去り，雑談や言語性課題などの干渉を入れた後，「先ほど描いた図をできるだけたくさん思い出して」描いてもらう（再生課題）．模写課題の成績は被検者の視覚処理，構成，プランニング，問題解決能力を反映する[29]．ROCFTは脳卒中後遺症者の運転適性を予測する有効な検査の一つであると報告されている[3,27]．

7. コース立方体組み合わせテスト
(Kohs Block Design Test) [30]

Kohsが開発した一般知能を測定する検査である．17種類の模様図と16個の立方体を用いて17の下位テストを行う．模様を構成するために使用する立方体は4個，9個，16個とテストが進むにつれ増え，難度が増すようになっている．

本検査は構成障害や半側空間無視などの高次脳機能障害も影響するため，成績の低下があった場合は他の神経心理学的検査を併用しながら評価することが重要である[31]．

8. レーヴン色彩マトリックス検査
(Raven's Colored Progressive Materices：RCPM) [32]

Raven JCが作成した視覚を介した推論能力を測定する検査である．標準図案の欠如部に合致するものを6つの選択図案の中から一つだけ選ぶ．全部で36問あり，反応時間の制約がなく，指差しで応答可能であり簡便に用いることができる．非言語性検査であるため言語を介さずに推理能力（知的能力）を測定できるとされている[32]．

9. 標準注意検査法 (Clinical Assessment for Attention: CAT) [33]

　山鳥[34]は Geschwind[35] による注意機能の特性として，(1) 選択性 selectivity, (2) 持続性 coherence, (3) 転導性 distractibility, (4) 多方向性 universality, (5) 感度 sensitivity をあげ，注意障害はこれらの注意機能の異常であり，特に選択性と持続性の低下により，転導性が相対的に強まり，感度も全体的に低下するとしている．総合的な注意評価のテストバッテリーとしては標準注意検査法 (CAT) [33]がある．CAT で検討される注意機能は，①スパン（単純な注意の範囲や強度）—短期記憶，②選択的注意，③注意の分配能力や変換能力，または注意の制御能力，ワーキングメモリの中央実行系，葛藤条件の監視機能，④持続性注意である[36]．Paced Auditory Serial Addition Test (PASAT) は CAT に含まれている検査で，1秒毎，および2秒毎に連続的に聴覚提示される1桁の数字について前後の数字を順に暗算で足していく．PASAT の正答率は，分配性注意の評価に有用であるとされている[37]．

10. Wechsler Memory Scale-Revised (WMS-R) [38]

　WMS-R は言語性記憶，視覚性記憶，注意/集中力，遅延再生を測定する．見たり聞いたりした簡単な内容をすぐに再生する即時記憶と，干渉を入れた遅延時間をおいて再生する近時記憶の評価が可能である．

　記憶機能の評価のためには，注意/集中力の低下がなく，言語性記憶の評価には言語機能が，視覚性記憶の評価には視知覚・視空間認知機能が保たれていることが必要である．

11. 日本版 RBMT リバーミード行動記憶検査 (The Rivermead Behavioral Memory Test: RBMT) [39]

　単語や図形を用いる机上の検査である WMS-R に対して，顔と氏名，道順と用件，約束など日常生活と類似の状況を作りだした中での記憶の検査である．

12. Frontal Assessment Battery（FAB）[40]

前頭葉行動・遂行機能の検査であり，概念化（異なる物品間の類似点），音韻性語想起（精神柔軟性），ルリアの「グー，刀，パーの手の形」の模倣（動作計画性），拮抗的指示に対する反応（干渉に対する反応），抑制的コントロールをみるGo-No-go課題，および把握動作（把握反射）の有無の6課題よりなり，概念化と把握動作以外は遂行機能を量る課題と考えられる[41]．

13. 日本版BADS遂行機能障害症候群の行動評価（Behavioural Assessment of the Dysexecutive Syndrome: BADS）[42]

日常生活で問題となるような遂行機能の障害を検出するために開発された．さまざまな状況での問題解決能力を総合的に評価する．

14. Mini-Mental State Examination（MMSE）[43]

見当識，3単語の即時・遅延再生，計算，物品呼称，文章復唱，3段階の口頭命令，書字命令，文章書字，図形模写からなる30点満点の認知機能検査である．

15. 改訂長谷川式認知症スケール (Hasegawa's Dementia Scale-Revised: HDS-R)[44]

年齢，見当識，3単語の即時・遅延再生，計算，数字の逆唱，物品記銘，言語流暢性からなる30点満点の認知機能検査である．記憶の項目が多い．

16. Montreal Cognitive Assessment（MoCA）[45]，Japanese version of Montreal Cognitive Assessment（MoCA-J）[46]

視空間・遂行機能，命名，記憶，注意，言語，抽象概念，遅延再生，見当識からなる30点満点の認知機能検査である．

健常高齢者の中から軽度認知障害（Mild Cognitive Impairment: MCI）をスクリーニングする際に，カットオフ値を25/26点とした場合，感度は93.0%，特

異度は 87.0％と報告されている[46]．

脳卒中後遺症者の運転再開可否判断に用いられることの多い神経心理学的検査について解説した．

当院では，運転再開を判断する神経心理学的検査として，失語症の有無（失語症がある場合は SLTA），MMSE，TMT-A/B，J-SDSA，Kohs 立方体組み合わせテスト，ROCFT，FAB，BIT，WAIS-Ⅲ符号検査，CAT PASAT 1 秒・2 秒を実施している．これらの検査の結果や，対象者の病巣，臨床症状を検討し，必要に応じて追加の検査を行い評価に加える．運転シミュレータは，原則として対象者全員に実施し，シミュレータで上手くいかない場面があれば，それは神経心理学的検査の結果から説明可能か？ リハビリテーションで改善が得られる可能性があるか？ などをカンファレンスで検討し，必要に応じて，実車評価を提案する．これらの結果を総合して運転再開の可否判断を行っている．病巣から起こり得る症状を予測し必要な神経心理学的検査を実施して，その結果をもとに実際の運転で問題となる場面を想定した運転シミュレータや実車評価を対象者に経験してもらうことにより，より適切な運転可否判断を行うことができる．自動車運転が必要な人にとって，それは生活の維持や人生の充実に深く関わっている．どのような道をどのくらい走ってきたのか，自動車運転の環境は千差万別であるが，期せずして脳損傷を負ったあとも運転を再開したいと願う動機は人それぞれ切実なものである．その切実な思いを受け止めながら運転再開の可否判断を行う我々は，一方で安全な交通社会を確実に実現していかなければならない．希望する人がより安全に運転を続けることができ，また，運転を断念しても新しい移動手段を選択することで，生活を維持し自由に移動する楽しみを享受し続けることができるような交通社会を目指して行きたい．当院で経験した 2 症例を紹介する．

【症例 1】60 歳代男性　事務職

- ■運転頻度：自宅から職場までの通勤，買い物などで日常的に運転していた．居住している A 町の公共交通機関はバスと JR のみであり，職場までは車で片道 1 時間かけて通勤していた．
- ■現病歴：某年某月 X 日，急に左手に力が入りにくくなった．脳 MRI 検査を受け脳梗塞と診断され入院治療を受けた．X＋13 日，歩行および日常生活動作は自立して可能となり自宅へ退院した．眼科では左上 1/4 同名半盲を指摘された．X＋42 日自動車運転再開評価のため当科を紹介され受診した．当科初診時の所見として失語症なく左手に軽度の巧緻障害を認め

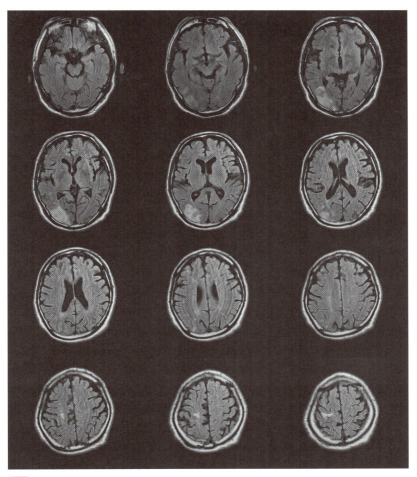

図3 症例1：脳MRI FLAIR 画像

た．
- 脳MRI **図3**：FLAIR 画像で右の中・下側頭回後部，下後頭回，中心前回後部に高信号域を認めた．
- 神経心理学的検査：（X＋50〜57日） MMSE, TMT-A/B, Kohs-IQ, WAIS-Ⅲ符号，PASAT 1秒・2秒はいずれも武原ら[5]の暫定基準値内であった．ROCFT は模写 32/36・3分後再生 13/36，J-SDSA は合格値であった．BIT 通常検査は 135/146 であり，星印抹消試験，模写試験でカットオフ値以下であった **図4**．

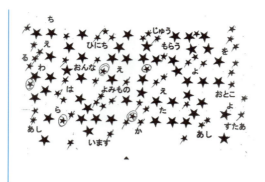

図4 症例1：星印抹消と花の模写．X＋50日
○は見落としで採点時に検者が記載した．

■経過：神経心理学的検査の結果から左半側空間無視ありと診断した．現状では運転は不可であることを説明した．左半側空間無視が改善すれば運転再開の可能性があることから，ご本人の意向を確認し，半側空間無視のリハビリテーションとしてプリズム順応[47]を試みることとなった．プリズム順応は外界が10°右方に偏奇して見えるプリズム眼鏡をかけ，標的を右示指で素早く指し示す動作を50回繰り返すというものである．視覚性には右側にずれて見える状態に到達運動が順応するとされている．X＋84日より週に1回の外来リハビリテーションでプリズム順応を行った．自宅から当院までは約40 kmであり通院は病院の送迎バスを利用した．また，すでに職場復帰されており，自宅から職場までは友人の車で送迎されていた．X＋109日に再検査したBIT通常検査は143/146となり，全ての項目でカットオフ値を上回った **図5**．運転シミュレータでは，当初，左側のモニターに表示されたマークに対する反応操作の遅れや失敗がみられていたが改善した．X＋132日に実車評価を受けた．左半側空間無視の症状があったことを教習所の教官にあらかじめ伝え，実際の走行で左側の障害物を問題なく避けることができるか，左右の車線の間隔を適切に取れているかどうかなどが評価された．実車評価の結果は問題なく運転可能とされた．運転可として診断書を提出し，公安から運転再開の許可が出された．X＋155日運転再開し，X＋176日，毎日の通勤など順調に運転していることを確認して当科外来は一旦終了とした．X＋1年6カ月，電話でご本人に確認したところ日常的に運転を継続し問題は生じていないとのこ

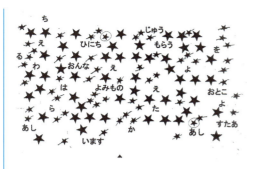

図5 症例1：星印抹消と花の模写．X＋109日
○は見落としで採点時に検者が記載した．

とであった．運転を再開したのは夏であり居住地は積雪地帯であるため冬は悪路となるが事故や違反なく経過しているとのことであった．

　プリズム順応については無作為比較試験による検討の多くで一定の無視改善効果が期待されている．しかし全例に効果があるとはいえず，また，課題によって効果は異なる[47]．

　半側空間無視をはじめとする高次脳機能障害のリハビリテーションを行い症状が改善すれば運転再開につながる可能性がある．一方，運転再開が可能となる程度までの改善が得られず，最終的に運転を諦めていただく場合もある．本症例では半側空間無視症状の改善を神経心理学的検査と運転シミュレータで確認し，さらに実車評価では，患者の症状について自動車教習所の教官と情報を共有し，実際の運転場面で無視による運転への影響がないことを確認することができた．高次脳機能障害の評価とリハビリテーションを安全な運転再開につなげることができるよう，今後も更なる検討と関係領域の連携が期待される．

【症例2】70歳代男性

- **運転頻度**：定年退職後は無職であり，趣味の野外活動のため車で出かけることが多かった．
- **現病歴**：某年某月X日，右上下肢の脱力が生じ，会話が成立しなくなり救急搬送された．脳出血と診断され血腫除去術を受けた．X＋23日リハビリテーションのため転院した．歩行および日常生活動作は自立して可能となりX＋71日自宅へ退院した．自動車運転再開の希望により外来で評価

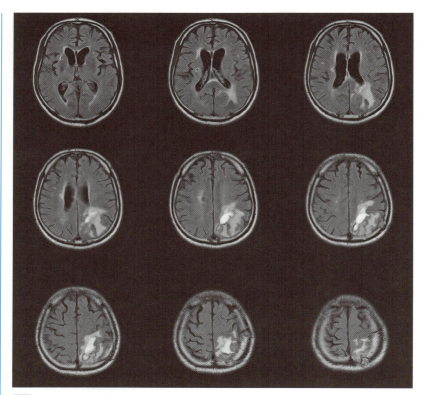

図6 症例2：FLAIR画像

を行った．
- 脳MRI 図6：FLAIR画像では左の角回を中心に中心後回の一部，頭頂間溝，上頭頂小葉に高信号域を認めた．
- 神経心理学的検査（X + 148 〜 161 日）SLTA：X + 28 日の検査に比して，口頭命令に従う，語の列挙，書字命令に従う，仮名・単語の書字と書取でいずれも改善がみられていた 図7．MMSE，TMT-B，Kohs-IQ，WAIS-Ⅲ符号，PASAT 1 秒・2 秒，BIT はいずれも武原ら[5]の暫定基準値内であったが，TMT-A は基準値外，J-SDSA は不合格値であった．ROCFT は模写 26/36・3 分後再生 9/36 であった．
- 運転シミュレータ：反応速度のムラが大きく，ハンドル操作はやや不正確，前方や周囲の状況変化の見落とし，判断を伴った操作や複雑な状況への対応の遅れがみられた．

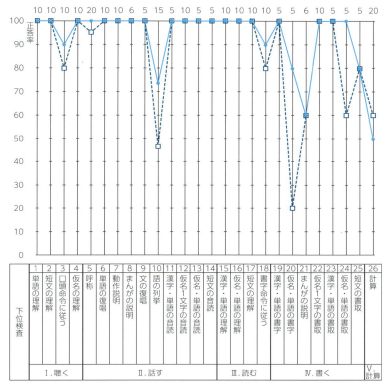

図7 症例2：SLTA

　神経心理学的検査と運転シミュレータの結果からは運転は控えるべきであると判断した．

　左の角回，頭頂間溝を含む病巣では失読失書，失算のほか，構成障害，視覚性運動失調などが起こりうる．視覚性運動失調は対象に対し正確に手を伸ばす到達動作の障害で，伸ばした手の先が対象から前後左右にずれる．見つめた場所を含めて全視野で起こる場合を Optische ataxie，周辺視野にあるものに対してだけ起こる場合を ataxie optique とよんで区別する．前者は両側病変で，後者は一側病変で起こる．

　ataxie optique では病巣と反対側にある対象に病巣と反対側の手を伸

ばしたときに最もずれが大きい[48]．平山[48]は，駐車場で車を自分の右側にあるスペースに入れようとすると右にずれて車の右側をぶつけたため，異常を感じて病院を受診，左頭頂葉の皮質下出血を指摘され，視覚性運動失調を認めた例について報告している．運転のように過剰に学習された技能では，その道具（車）にも手と類似した問題が生じうる．本症例にもataxie optiqueがあった．自動車の運転では周辺視野での車線や物体との距離を判断し，目的の位置に正確に到達することが必要である．ataxie optiqueは到達対象が周辺視野にあるときしか起こらないため気づきにくい[48]．

■本症例では医学的な判断として運転は不可であるとご本人に伝えた．その理由として，脳出血による頭頂葉の病巣により運転中に常に前方を見ながら，左右の視野の中で他の車や車線との距離を判断して的確な位置に到達する能力が低下している可能性があり，運転シミュレータでの結果からもその傾向が明らかであること，神経心理学的検査においても基準に達しない部分があり，これらを総合的にみて実際の運転場面でも事故につながる可能性が高いと考えられると説明した．ご本人は，運転シミュレータでは「あまり上手くいかなかった」と自覚し，運転は難しいかもしれないと感じていること，また診察場面では，右手で右視野のものを摑みそこねることについて普段は自覚しないが車の運転では事故につながる可能性があることは理解できると話された．しかし，運転は引き続き控えるつもりであり，好きな野外活動は今後も遠出はしないでもっぱら自宅の庭で行うことにする，同居している家族が運転可能であり自分が運転しなくても日常生活では特に困らない環境であるが，現時点で免許を返納する気持ちにはまだなれないと話された．残存している失算と失書などについてのリハビリテーションは継続される意向であり，引き続き外来で治療関係を維持していくこととなった．

おわりに

運転再開の判断における神経心理学的検査および運転シミュレータや実車評価の実施については，院内の倫理審査委員会の承認を得ている．また，検査の実施と研究への使用については全ての対象者から文書での同意を得ている．

【謝辞】

本稿の執筆にあたり山形県立保健医療大学名誉教授平山和美先生，小石川東京病院精神科丹治和世先生より貴重なご助言をいただきました．また，小樽市立病院脳神経外科（当時）岩崎素之先生より画像の使用について許諾いただきました．この場を借りて深く御礼を申し上げます．

【文献】

1) 石合純夫．高次脳機能障害学　第3版．東京：医歯薬出版；2022. p.1.
2) 加藤徳明．自動車運転再開の可否判断と問題点・注意点．MBMedReha. 2021; 260: 54-60.
3) Marshall SC, Molnar F, Man-Son-Hing M, et al. Predictors of driving ability following stroke: a systematic review. Top Stroke Rehabil. 2007; 14: 98-114.
4) 渡邊　修．運転に求められる高次脳機能．In: 林　泰史，米本恭三，監．武原　格，一杉正仁，渡邊　修，編．脳卒中・脳外傷者のための自動車運転　第2版．東京：三輪書店；2016. p.27-31.
5) 武原　格，一杉正仁，渡邊　修，他．脳損傷者の自動車運転再開に必要な高次脳機能評価値の検討．Jpn J Rehabili Med. 2016; 53: 247-52.
6) 山鳥　重．In: 神経心理学入門．東京：医学書院；1985. p.1.
7) 平山和美．総論．In: 平山和美，編著．高次脳機能障害の理解と診察．東京：中外医学社；2017. p.4.
8) 日本高次脳機能障害学会（旧日本失語症学会），編．標準失語症検査マニュアル　改訂第2版．東京：新興医学出版社；2003.
9) WAB失語症検査（日本語版）作製委員会代表　杉下守弘．WAB失語症検査日本語版．東京：医学書院；1986.
10) 蜂須賀研二，石合純夫，加藤徳明，他．脳卒中，脳外傷により高次脳機能障害が疑われる場合の自動車運転に関する神経心理学的検査法の適応と判断．高次脳機能研究．2020; 40: 291-6.
11) 丹治和世．失語症．In: 小林俊輔，編著．実践高次脳機能障害のみかた．東京：中外医学社；2019. p.15-43.
12) 佐藤卓也．失語症者の自動車運転再開支援リハビリテーション．高次脳機能研究．2018; 38: 149-54.
13) 佐藤卓也．失語症と運転．高次脳機能研究．2022; 40: 304-6.
14) 石合純夫（BIT日本版作製委員会代表）．BIT行動性無視検査日本版．東京：新興医学出版社；1999.
15) HeilmanKM, ValensteinE. Mechanisms underlying hemispatial neglect. Ann Neurol. 1979: 5; 166-70.
16) 山鳥　重．神経心理学入門．東京：医学書院；1985. p.84.
17) 太田久晶．半側空間無視．In: 鈴木孝治，編．クリニカル作業療法シリーズ　高次脳機能障害領域の作業療法．東京：中央法規；2017. p.200-13.
18) 石合純夫．高次脳機能障害学　第3版．東京：医歯薬出版；2022. p.161.
19) 小泉智枝，石合純夫，小山康正，他．半側空間無視診断における抹消試験遂行時間の意義—BITパーソナルコンピューター版による検討—．神経心理学．2004; 20: 170-5.

20) Wechsler D（日本版 WAIS-Ⅲ刊行委員会，訳編）：日本版 WAIS-Ⅲ成人知能検査．東京：日本文化科学社；2006．
21) Wechsler D（日本版 WAIS-Ⅳ刊行委員会，訳編）：日本版 WAIS-Ⅳ成人知能検査．東京：日本文化科学社；2018．
22) 岩井慶士郎，大熊　諒，髙橋　仁，他．脳損傷者の自動車運転能力評価における WAIS-Ⅲ の予測妥当性の検証．Jpn J Rehabili Med. 2022; 59: 732-41.
23) 三村　將，仲秋秀太郎，監訳，加藤貴志，椎野恵美，訳．SDSA 脳卒中ドライバーのスクリーニング評価 日本版．東京：新興医学出版社；2015．
24) 加藤貴志．SDSA 脳卒中ドライバーのスクリーニング評価―日本版使用の実際―．Modern Physician. 2017; 37: 107-10.
25) Lezak MD, Howieson DB, Bigler ED. In: Neuropsychological Assessment. 5th ed. New York: Oxford University Press; 2012. p.422-6.
26) 日本高次脳機能障害学会．Brain Function Test 委員会．Trail Making Test 日本版（TMT-J）．東京：新興医学出版社；2019．
27) Hird AM, Vetivelu A, Saposnik G, et al. Cognitive, on-road, and simulator-based driving assessment after stroke. JStroke Cerebrovasc Dis. 2014: 23; 2654-70.
28) Lezak MD, Howieson DB, Bigler ED. In: Neuropsychological Assessment. 5th ed. New York: Oxford University Press; 2012. p.574-86.
29) 大竹浩也，藤井俊勝．記憶障害の評価．In：田川皓一，編．神経心理学評価ハンドブック．東京：西村書店；2004. p.129-40.
30) Kohs SC（日本版作成　大脇義一）．コース立方体組み合わせテスト．京都：三京房．
31) 三村　將，江口洋子．知能の評価．In：田川皓一，池田　学，編著．神経心理学への誘い 高次脳機能の評価．東京：西村書店；2020. p.150.
32) Raven JC, Court JH, Raven J（日本版著者：杉下守弘，山崎久美子）．日本版レーヴン色彩マトリックス検査．東京：日本文化科学社；1993．
33) 日本高次脳機能障害学会（旧日本失語症学会）Brain Function Test 委員会．標準注意検査法・標準意欲評価法（CAT・CAS）．東京：新興医学出版社；2006．
34) 山鳥　重．神経心理学入門．東京：医学書院；1985. p.44.
35) Geschwind N. Disorders of attention: a frontier in neuropsychology. Phil Trans R Soc Lond B. 1982: 298; 173-85.
36) 石合純夫．高次脳機能障害学　第 3 版．東京：医歯薬出版；2022. p.202.
37) Mathias JL, Wheaton P. Change in attention and information-processing speed following severe traumatic brain injury. A meta-analytic review. Neuropsychology. 2007; 21: 212-23.
38) Wechsler D（日本版作成　杉下守弘）．ウエクスラー記憶検査（WMS-R）．東京：日本文化科学社．2001．
39) 綿森淑子，原　寛美，宮森孝史，他．日本版 RBMT リバーミード行動記憶検査．東京：千葉テストセンター．2002．
40) Dubois B, Slachevsky A, Litvan I, et al. The FAB: a frontal assessment battery at bedside. Neurology. 2000: 55; 1621-6.
41) 福井俊哉．遂行（実行）機能をめぐって．認知神経科学．2010: 12; 156-64.
42) 鹿島晴夫，監訳，三村　將，田淵　肇，他訳．BADS 遂行機能障害症候群の行動評価　日本版．東京．新興医学出版社；2003．

43）Folstein MF, Folstein SE, McHugh PR. "Mini-mental state". A practical method for grading the cognitive state of patients for the clinician. J Psychiatr Res. 1975: 12; 189-98.
44）加藤伸司，下垣　光，小野寺敦志，他．改訂長谷川式簡易知能スケール（HDS-R）の作成．老精医誌．1991: 2; 1339-47.
45）Nasreddine ZS. Phillips NA. et al. The montreal cognitive assessment, MoCA: a brief screening tool for mild cognitive impairment. J Am Geriat Soc. 2005: 53: 695-9.
46）Fujiwara Y, Suzuki H, Yasunaga M, et al. Brief screening tool for mild cognitive impairment in older Japanese: validation of the Japanese version of the Montreal Cognitive Assessment. Geriatr Gerontol Int. 2010:10 ;225-32
47）石合純夫．In：高次脳機能障害学　第3版．東京：医歯薬出版；2022. p.177-8.
48）平山和美．視覚性運動失調．In：平山和美，編著．高次脳機能障害の理解と診察．東京：中外医学社；2017. p.109-13.

〈安藤志穂里〉

第11章 運転期間延伸の諸方策の検討
― 運転リハビリテーションを中心に ―

　高齢者の自動車運転に対する社会的関心が高まっているが，道路の逆走や，速い速度での他の車両や歩行者，道路標識，構築物などへの衝突が，高齢者運転の特徴のように認識されている．高齢者の運転は危険であり，一定の年齢で運転免許を無効とすべきという議論もみられる．

　一方，自動車運転は，就労，生活維持（買い物，金融機関利用など），医療（受診，治療，服薬など），社会生活（友人知人との交友，趣味活動など），人間行動を維持・拡張できるモビリティの手段の一つであり，移動の自由という基本的人権にも関わっている．公共交通機関が発達している都市部を除けば，特に地方においては，自動車運転は非常に有効な移動手段であるとともに，自動車運転以外の移動手段を利用することができないことも多い．

　自分で自動車を運転して移動したい，そのために運転できる期間をできるだけ延ばしたい，という希望は年齢が加わるにつれて多くなるが，一方，年齢にかかわらず，各種の疾患，脳卒中後遺症や頭部外傷，交通外傷の診断・治療を受けた後の，回復期リハビリテーションの時期において運転に復帰したい，そして復職したいという希望もある．

　それらの方々に求められているのが運転リハビリテーションである．我が国では，運転可否判断において諸外国よりも厳しい基準があるにも関わらず，運転リハビリテーションの概念は，未開発と言わざるを得ない．

　本稿では，運転リハビリテーションの概念やその手法などについて概観を試みる．

1. 組織

　運転リハビリテーションにおいて先進的なのは米国である．米国では，運転リハビリテーションの職域やその適用範囲や適用手法，関連団体との関係が明記されている．

　例えばADED（米国運転リハビリテーション協会）は，障がいのある方々のための運転者教育や訓練，また運転・移動のための車両改造手法の適用などの手法

との連携を目的に1977年に設立された．

ADEDは，学会や研究会などの専門教育活動，より上位の資格認定プログラム・試験の運営・実施，また障がいのある方の自立した移動手段を普及させる目的で会員への支援活動を通じて，会員の専門的なニーズに応えていることに加え，倫理規程や参考資料などを紹介しており，そこで扱われている疾患数は，19種類に及ぶ．

2. 対象となる疾患

運転リハビリテーションの対象となる疾患として，加齢に伴う機能変化に加え，①上下肢の切断，および義手・義足などの装用事例，②二分脊椎，脳性麻痺，③発達障がい（ADHD，高機能自閉症，自閉スペクトラム症など），③頸髄・脊髄損傷，関節炎，④精神疾患，⑤脳卒中，⑥神経疾患（認知症，Parkinson病，Huntington病，多発性硬化症など），⑦視覚機能低下などをはじめ多くの疾患や障がいを有する方，そして加齢に伴う心身機能の低下を有する方が対象となっている 表1 ．

また，これらの多様な疾患を有する方に対して，①適切な運転可否判断手法，②運転リハビリテーションの手法，③有効となる車両改造手法が用意されている．

我が国では，一般的に，もはや運転すべきではない，あるいは運転することは無理だと考えられてしまうような疾患でも対象となっており，先進性があると共に実践例の積み重ねがあることを示している．

表1 運転リハビリテーションの対象となる疾患など

1.	上下肢の切断，義手・義足などの装用者	11.	頸髄・脊髄損傷
2.	二分脊椎	12.	外傷性脳損傷
3.	脳性麻痺	13.	多発性硬化症
4.	発達障がい（ADHD）	14.	Parkinson病
5.	高機能自閉症	15.	Huntington病
6.	自閉スペクトラム症など	16.	脳卒中
7.	学習障害	17.	認知症
8.	不安症	18.	加齢に伴う心身機能の低下
9.	障がいを有する運転初心者	19.	視覚機能低下
10.	関節炎		

3. 主な手法や範囲

　運転リハビリテーションの範囲は広く，多様な関係機関や職種に係る範囲を網羅している 表2 ．この活動の目的は運転機会の提供，運転者の再教育，そして運転断念後の生活へのスムースな移行を目指すなど，いわば当事者本位の移動行動，そして交通安全を目指しているといえよう．

　また，心身の状況の把握，臨床診断など医療に関連する内容に加え，車両改造の手法と強く連携していることが特徴的である．例えば，下肢に障がいを有する方への車両改造としてハンドコントロールによるアクセルとブレーキ操作の機械的リンク機構が複数開発されているが，その選択手法も幅広く紹介されている．

　リンク機構を進行方向に操作する（押す）ことでブレーキ操作を行うのが基本であり，その操作方法は，障がいに合わせて適用できるように各種用意されている．たとえば，アクセルの調節に，①レバーを手前に引く（Push-Pull），②レバーをハンドルと平行に回転させる（Push-Right Angle），③レバーを水平位置から下方向へ押し下げる（Push-Rock），④オートバイのアクセルと同様にグリップを回転させる（Push-Grip）などの機構が開発されている．

　また，指の動作機能が低下している場合には，主に前腕でブレーキとアクセルを操作するためのプレートが用意されており，その場合でも1本の棒を握るタイプ（Single Pin）や3本の棒によって手を固定することができるタイプ（Tri Pin）などがあり，対象者の特性に合わせて選択することが可能である．運転リハビリテーションに関わる医療職などがこれらの機器の適用について，最適な手法を選択するための知識と臨床実践の経験が必要となる．

4. 支援の具体例

1）Parkinson病（Parkinson's disease：PD）

　筋固縮によって運転中の頭部運動が障害されれば，その影響で視覚情報の適切な取得が困難となる．同様に下肢に筋固縮や振戦が生じていれば，アクセル・ブレーキのペダル操作やペダル踏み込みの際の踏力を維持することが困難になる場合もある．頸部や上体四肢に生じたジストニアによってペダル操作，ハンドル操作，そして周囲の車両や歩行者などの認識にも影響が生じる可能性がある．上腕に生じた場合には，ハンドル操作自体やウインカーなどの操作に影響が及ぶ，また，それらの運動機能低下や障がいによって反応時間が増大することはブレーキ・アクセルのペダル操作時のスムースな踏み変え動作ができにくくなる．

PDの方の運転に関する要チェック項目として以下のような行動が指摘されている．
- 頭部前傾姿勢や頸部や上体の柔軟さが低下
- 歩行時などに固縮した姿勢
- 覚醒水準の変動がある
- アクセル・ブレーキの両方のペダルを同時に踏んでしまうことがある
- 運転速度の過度な変動
- 危険な状況の認識や，その状況を回避する行動が遅れる
- 運転に関わる動作が遅い
- 事故やニアミスの発生が起きている
- 慣れた道でも道に迷ってしまう

運転評価に必須の項目

運動機能の低下が軽度の段階でのチェックが必要であり，その後も年1回の経過観察が必要である．運転評価および運転継続のゴールは，運転断念までの間にできる限り，独立して安全な運転を継続することであり，必要な評価項目は以下のようになる．
- 視覚および知覚機能
- 処理速度を含む認知機能
- 関節可動域
- シートベルトの脱着および運転開始前のセッティング
- 反応時間
- 上体の筋力
- 車外から運転席への移乗能力
- 歩行器や車イスなど，運転と併用しているモビリティ機器の使用状況

2) 脊髄損傷（spinad cord injury：SCI）

SCIに伴い，その損傷部位や重症度によって運転に対する影響は異なり，一般的にこれまで行ってきた運転方法をそのまま行うことはできないことになる．さまざまな種類の運転支援機器や車両改造を施すことによって運転が可能になる．脊髄損傷や機能低下のレベルによってセダンやミニバンなど適切な車種を選択することが可能である．
以下にその要点や機器の概要を示す．

【セダンタイプ】
① ハンドルやペダルなどの主たる運転装置を使用することができること
② 副運転装置も同様に操作できる
③ ドアの開扉と保全が適切にできる

表2 運転リハビリテーションの全体像（Best Practice Guidelines for the Delivery of Driver Rehabilitation Services. ADED, 2020[3]）

	安全運転プログラム	自動車学校	運転者のスクリーニング
提供者	アメリカ自動車協会（AAA）やアメリカ退職者協会（AARP）などの公認安全運転普及プログラム	運転免許管理当局の認定を受けた運転教習指導員　有資格者	医師, ソーシャルワーカー 神経心理士
必要となる知識		・運転開始間もない運転者やその地域に移り住み,地理や交通状況に不慣れな運転者に対する安全教育・訓練,そして再教育によって運転技能を最新の状態にする. ・医療的ケアが必要な方や高齢の方の運転は,対象とならず,本表右の項目によって対応する	医学的状態や臨床評価,関連機関への紹介,そして介入治療に関する知識. 運転シミュレータや運転可否判断に関する測定法の効用と限界について理解する
提供されるサービス	1 対面やPC使用により運転技能,安全運転方略,道交法改正の要点を説明 2 自己の運転能力の実状や能力の限界について正しく認識する	1 運転能力の向上 2 免許取得 3 運転する学生の技能向上について相談する 4 継続して運転練習を続け試験を受けることを推奨する 5 交通違反を低減するため点数制度の回復プログラムを受ける	1 服薬,骨折,術後などのような運転に影響する状態の事故リスクについて助言を行う 2 視覚,知覚,認知機能,身体機能などの運転について影響を与える機能の評価 3 事故リスクの高い運転者を見出すための活動 　・IADL（道具・機器の使用に関する能力）の評価 　・運転断念について話合い,代替移動手段について情報提供 4 運転時の推奨事項についての実行度合いをフォローする
成果	教育と自己の運転能力に関する正しい認識	スキル向上によって健常運転者へ	医学的に事故リスクが想定されることから,リハビリテーションの必要性を示す.

IADLの評価	プログラム内容
実践的活動を行う作業療法士や運転リハビリテーションの専門家	運転リハビリテーション専門士，運転や地域交通に関する専門的技能を有する作業療法士など
・医学的知識に加えて地域における移動手段についての知識を得る． ・視覚，知覚，認知機能，身体機能など運転に影響を与える機能やその限界に評価を行う ・移動の際に利用可能なサービスの知識 ・運転シミュレータや運転可否判断に関する測定法の効用と限界について理解	・運転に影響を与える医学的要因に関する知識の活用 ・視覚，知覚，認知機能，そし身体機能などの運転に影響を与え得る諸機能の限界に評価を行う． ・医学的評価内容と実際の運転行動を統合して判断 ・当事者やその家族が求める機能や意向をまとめ車両改造や装備する装置などについて仕様を決める ・運転者教育，医療的ケア，車両選択や改造手法，地域交通，経済的支援制度，運転免許センターなど，からの情報を統合・調整
1 急性・慢性疾患による運転への影響を評価し事故リスクを判断する．視覚，知覚，認知機能，身体機能など運転に影響する諸機能の変化 2 機能低下に関する治療を促し，運転リハビリテーション開始のための準備状態を整える 3 対象者の移動プラン策定で，疾患の種類や事故リスク，家族など，住環境，公共交通機関の選択肢とその限界について把握することが必要 ・車両改造の際の選択肢となるもの（例：スクーター用リフト）を検討する ・対象者が地域での移動の専門家との相談や認知症の方でも利用しやすい移動手段利用の準備 ・運転断念について，特に自己の運転能力に関する意識が低い人のケア担当者と協議する ・運転リハビリテーションプログラムに紹介する	1 運転歴や治療経過などの聞き取りを行う中で運転免許の要件や条件などとの適合性について助言を行う 2 視覚，知覚，認知機能，身体機能などの運転に影響を与え諸機能の変化について医療関係者による評価や事故リスクの見積もりを得る 3 臨床的観点と実車運転を含めた総合的運転評価を行う 4 当事者や家族に結果を伝え，運転リハビリテーションで利用できる各種リソースや相談機関，運転教育方法，今後の対処法などを助言 5 今後の対処法として，補償的運転の方略やその訓練，車両改造内容も含まれ，当事者の家族も参加 6 当事者に車両購入や改造への経済的支援制度の紹介や返済方法について情報提供 7 対象者の運転適性や評価内容について担当医へ，法令遵守の観点から運転免許担当部局への書類作成と報告 8 関係する規定に準拠して車両改造の内容を定め，車両改造業者との調整，更に調整や運転開始の訓練 9 運転断念や移動手段を変更する場合に備えて代替交通の選択肢などを紹介する
れる方の事故リスクの評価，あるいはフォ	運転可否判断の見極めやリハビリテーションの提供

④ 車イスからの移乗が可能である
　　⑤ 車イスを安全に収納，そして取り出せる
　　＊上記の機能は，運転支援装置不使用・使用のいずれによって実現されてよい

【バン・1-BOX タイプ】
　対象者の筋力の低下や関節可動域の範囲で，ハンドルの操作技能の低下を補うための各種の支援機器が用意されている．
　① 関節可動域や筋力低下の程度により，ハンドルの回旋方向の調整，小径ハンドル径の使用，ハンドルの上下方向の位置の調節を行う部品が用意されている
　② 車イスに着座した状態で運転操作するため，通常のハンドル・ペダルと機械的リンク機構で結合し運転操作を行う
　③ 筋力低下を補うためのパワーステアリングやブレーキの倍力装置
　④ 筋力や関節可動域の低下を補うためのブレーキやアクセルのサーボ制御化
　⑤ ブレーキ・アクセル，ハンドルなどの操作を片手で行うジョイスティック操作

運転評価項目
　① 視覚および知覚機能，② 運転に必要な各種の身体機能および機能低下の程度，③ 反応時間，④ 実車運転評価など

5. 広範な組織との連携

　自動車の安全運転を心がける，交通事故を起こさない，少しでも減らすことは，すべての運転者そしてその家族，また道路交通を利用する方の共通の願いであり目的であるため，広範な組織や専門職との連携活動が行われている．

【AAA などの安全運転再教育プログラムの利用】
　米国においては，米国自動車協会（AAA）や米国退職者協会（AARP）などが公認し，実施されている安全運転普及プログラムがある．日本における同様の組織といえる JAF においても運転者再教育は行われているが，より多くの方に参加していただく必要がある．

【自動車学校との協働】
　米国においては運転免許取得に当たって，自宅の敷地内で家族から運転を習い，

その後に実車評価を受けて免許を取得する例も少なくない．そのような状況の中でも，全米自動車学校協会（DSAA）では，学会的な要素と職能団体の協議機関として両方を有している．

自動車学校の役割は，運転開始間もない運転者や，最近その地域に移り住み，地理・交通状況に不慣れな運転者に対する安全教育・訓練，そして再教育によって運転技能を最新の状態にすることである．移り住んできた方への運転再教育は，日本ではあまり考慮されていない．米国では各州で法律や規定が異なる一方，わが国のように中央の警察庁の方針が全国に共通して実施される状況とは大きく異なっている．日本の自動車学校は，各地域において教員・教習車・そしてコースや教室が揃っており，警察庁の指示に基づく統一的な検定制度があるなど，我が国における自動車学校の安全運転再教育の有用性は高いと考えられる．

6. 高齢者や医療的ケアを必要とする方のための運転リハビリテーション

この領域での必要となる医学的診断や臨床評価，関連情報への紹介，そして介入治療に関する知識をもとに，運転シミュレータや運転可否判断に関する測定法の効用と限界について理解することが求められ，医師，ソーシャルワーカー，神経心理学者などによるスクリーニングがその実践者として指摘されている．

具体的には，服薬，骨折，術後などのような運転に影響する状態の事故リスクについて助言を求めることに加え，視覚，知覚，認知機能，そして身体機能などの運転について影響を与える機能の評価を基に事故リスクの評価を行う．その過程で，IADL（道具・機器の使用に関する能力）の評価が行われる．

図2 において特筆すべきなのは，運転断念に関する項目が組み入れられていることである．シンプルに運転リハビリテーションによって運転期間をただ単に延伸をはかろうとするのではなく，運転断念後のモビリティ支援にも当初から情報を提供し，運転断念後のフォローも行うこととなっているなど，先進的であり，かつ実践的でもある．

次の段階では，より具体的に評価や運転リハビリテーションへの準備が進められていく．急性・慢性疾患による運転への影響を評価し事故リスクを判断する．視覚，知覚，認知機能，身体機能など運転に影響する諸機能の変化や機能低下に関する治療を進めて，運転リハビリテーション開始のための準備状態を整える．

当事者のみならず，家族や支援者を含めて，移動プラン策定で，疾患の種類や事故リスク，家族など，住環境，公共交通機関の選択肢とその限界について把握

することが求められている．

7. 車両改造

　運転リハビリテーションにおいて重要となるのは車両改造である．日本においては医療現場からの運転復帰の過程では車両改造は自動車ディーラーが中心となるもので医療サイドからはあまり関わることができない印象であるが，米国のシステムにおいては，車両改造の"処方"，装着，そしてその使用訓練は，重要な要素となっている．

　米国では，NMEDA（米国障害者用車両改造業者協会）との密接な連携が構築されている．わが国における車両改造は，各自動車メーカーがその車種の専用部材を制作し提供することが多い．一方，米国においては，各メーカーから供給もさることながらいわゆるサードパーティによる設計・製作・販売そして実装が行われている．この方式の特徴は，汎用性の高い部品の開発が行われていることと先進技術の速やかな導入が図られることにある．

　車両改造の機器には，手動アクセルやブレーキにみられる機械的リンク機構の部品が多く使用されているが，堅牢性や安定性に優れる反面，車内での装着の条件（部材のスペース，フロアへの穴あけ加工など）が厳しくなるなどの問題もある．米国の障害者用機器においては近年，電子化（control by wire）が進み，装置取り付けの問題の回避，そして対象者に合わせた使用部品の個別化・電子化が進んでいる．電子化の進展は自助具や補助具の制作が容易になることに加え，障がいの個別性の対応が可能であることがあげられる．例えば上腕で切断となった方が簡単なリンク機構で車両操作用のジョイスティックを操作して，加減速とステアリング操作を行い，運転しているなどの例がみられる．

8. 活動の支援体制と研修制度の充実

　支援体制としては活動に必要な各種書式の充実がはかられ，実践活動のマニュアル，必要となる契約書，車両改造の仕様書，確認事項などが網羅されている．

　研修については毎年開催の総会と学会，そして機器展示会が開かれ，そのプログラム内容は多岐にわたっている．特筆すべきは研修体制の充実，刷新が行われ，研修受講者の知識などの保証制度として高等教育における学習履歴の証明，そして習得した知識やスキルを電子的に証明する最新の手法（microcredential, openbadge）の導入が進められていることが指摘できる．

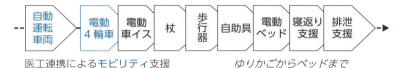

図1 モビリティをつなぐ―モビリティ支援は生涯にわたって，最晩年まで必要―

9. 倫理綱要の策定

これまでの活動の中から既にADEDの倫理綱領が定められている．その骨子は，①当事者の権利の尊重，②担当者の能力の維持・向上を図る，③職業倫理の厳守，④正確な情報の提供，⑤多職種との関わりにおける公平性，誠実性の維持，⑥運転リハビリテーションへの認識と理解を促す，など，16ページから構成されている内容である．

10. 結語

我が国における運転期間延伸の手法や制度，そして人材養成の仕組みづくりを行っている．医療関係の専門家と車両改造の技術，そして医工連携が必要である．

また，これらに加えて，運転技能低下を認識した高齢者が，運転継続の可否や免許返納の相談，そしてその後の移動手段を，医学的観点や地域的な条件，そして家族との関係などを個人の生活全体を助言できるモビリティコーディネータが必要と考えられる．いわば介護に対するケアマネジャーのように，移動行動支援を担当するモビリティコーディネータの役割であり，その養成のためのカリキュラムなども策定し，モデルケースの養成を開始している．

運転断念が移動行動の終末のようにイメージされている方が多い印象であるが，モビリティの必要性は生涯続き，最晩年でも排泄支援などに姿勢変換が欠かせない，また，それらの機能低下の方のための支援機器も必要である．その開発を医工連携の観点から行うための モビリティリンケージ の概念を提唱している

図1.

　上腕切断の状態で補装具をもちいて機械的にリンクしたハンドル・加減速制御用ジョイスティックで運転されている若年の女性の方の満面の笑顔や，受診後，運転継続できることになり，帰路につかれる際のその高齢ご夫婦の笑顔が，研究の動機となっている．

　我々は，日本版の運転リハビリテーションの体系化と支援実践に取り組んでいる

謝辞

本稿は，2020-23 年度 日本損害保険協会の自賠責運用益拠出事業の助成を受けた研究成果の一部であり，同協会の研究助成に深く感謝申し上げます．

【文献】

1) Fact Sheets ADED. 2021
2) Cooperative agreement with the national highway transportation safety administration (NHTSA) and the American occupational therapy association (AOTA): the pathways project to foster occupational therapist engagement in older driver rehabilitation, 2010-2015. NHTSA cooperative agreement number: DTNH22-11-H-00340. expert consensus statements, page 7.
3) Best practice guidelines for the delivery of driver rehabilitation services. ADED, 2020.
4) Spectrum of driver services and driver rehabilitation. aded, 2019.
5) Recommended practices for driver rehabilitation & vehicle modifications. NMEDA. 2021.
6) The role of driver rehabilitation in determining fitness to drive: recommendations for state driver license agencies. ADED. 2020.
7) Code of ethics. ADED. 2019.

〈堀川悦夫〉

第12章
脳血管障害からの運転再開の判断基準

　警察庁は，自動車などの安全な運転に支障を及ぼすおそれがある病気を「一定の病気等」として示し，その中で，脳血管障害は，脳卒中（脳梗塞，脳出血，くも膜下出血，一過性脳虚血発作等）（道路交通法施行令第33条の2の3第3項第3号関係）として示されている[1]．脳卒中データバンク2021によると，発症時年齢は，脳梗塞では女性が80歳代前半，男性が70歳代前半に，脳出血では，女性が80歳代前半，男性は60歳代後半に，くも膜下出血では，女性が70歳代前半，男性が50歳代後半に，それぞれピークを示した[2]．脳血管障害の主な原因は，高血圧，糖尿病，高脂血症などに起因する動脈硬化および心房細動であり，いずれも加齢とともに進行する．脳血管障害は，運転をコントロールする脳の損傷であり，したがって，高齢者にとって，脳血管障害は，自動車運転を阻害する主要な原因疾患ということができる．

1. 脳梗塞・脳出血・くも膜下出血の運転能力を阻害するメカニズム

　脳梗塞および脳出血は，大脳半球内に発症する場合，基本的には左右のどちらかに発症する．すなわち部分的損傷を引き起こす．運動障害は，片麻痺を呈することが多く，運転に支障をきたす．
　図1に，左右の大脳半球別に，運転に必要な認知機能をまとめた．
① 左右の前頭葉は注意機能（左右の事物に注意をはらいながら，運転に集中する能力），遂行機能（走行のプランニング，アクシデントへの柔軟な行動），ワーキングメモリ（運転中維持すべき記憶），展望性記憶（数分後に思い起こすべき記憶），病識（自己の運転能力の理解，対処の仕方），感情のコントロールなどを担っている．
② 右大脳半球は視空間認知機能，すなわち市街地における自分の位置の自覚，事物の位置関係の把握などに関わっている．同部位の損傷により反対側，すなわち左空間に気づかないという障害（左半側空間無視）が生じることがある（後述する症例2を参照）．

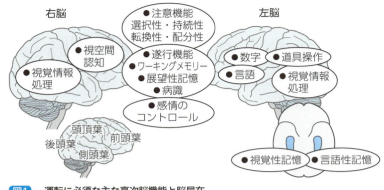

図1 運転に必須な主な高次脳機能と脳局在

③ 左大脳半球は言語機能（たとえば事故時の交渉）や数字の認知（速度表示の理解），道具操作（ハンドル・ブレーキの操作の仕方）などに関与している．

　一方，くも膜下出血は，脳底部に位置する脳動脈瘤が破裂して主に脳底部脳槽（basal cistern）に出血が広がる疾患である．その重症度は，発症時の意識障害に強く関連し，発症し昏睡状態となれば脳損傷の範囲は大きいと判断し，運転は不可能ではないかと推測する．くも膜下出血は，特に前頭葉底面および記憶を司る海馬の内側に及びやすい．脳梗塞・脳出血に比べ，左右に損傷範囲が広がりやすい．したがって，後遺障害として両側前頭葉症状，記憶障害，感情のコントロール障害が表れやすい．その結果，これらが重篤となると，自動車運転は困難となる．

　後述するくも膜下出血の症例1は，発症時の意識障害が軽度であり，脳MRI上も損傷範囲が明らかではなかったので，運転を再開することができた．

2. 運転を阻害する高齢者特有の問題

　加齢現象は，健常者においても脳血流量，脳代謝量を低下させることが多くの研究から明らかになっている[3,4]．成人例において，酸素とブドウ糖の脳代謝率は10年ごとに約5％が減少し，これらの低下は脳血流量の低下と結びついている[5,6]．また，一般に，脳血流は，注意機能を司る前頭葉が，他の脳葉（側頭葉，頭頂葉，後頭葉）に比し，豊富であるとされているが，加齢による脳血流の減少部位について調べた研究によると，このパターンが減衰し，前頭葉の血流低下が，他の脳葉よりも著しい[7,8]．それは，特に，脳卒中の既往がある，あるいはそのリスクフ

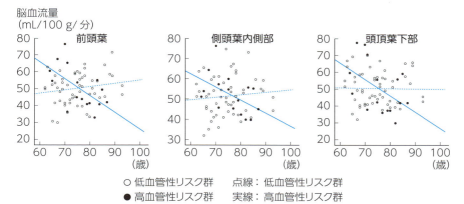

図2 加齢による脳血流の変化 (Bangen KJ, et al. Front Aging Neurosci. 2014; 7: 159[10])

ァクターを有する例で明らかである[9]．Bangen ら[10]は，73名の健常高齢者を対象に，血管性リスクの高い群と低い群に分けて，脳血流量の脳部位別，加齢性変化を調査し，血管性リスクの高い群では，前頭葉，側頭葉内側部，頭頂葉下部において，加齢とともに脳血流が減少することを報告した 図2 ．こうした加齢に伴う生理的現象こそが，高齢者の事故の大きな要因と考えられる．

3. 当院における自動車運転能力評価

当院では，図3 のように，院内評価と実車評価に分け，院内評価では，①医学的所見（傷病の安定性，合併症の有無，神経学的所見，日常生活能力評価），②画像検査，③神経心理学的検査，④ドライビングシミュレータ操作評価を行う．院内評価で実車運転の可能性が確認されれば，実車運転評価を行う．

1）医学的所見

① 運転に際し，医学的に安定していることを確認する．脳卒中の場合は，再発の危険が極めて低く，障害の進行がないことを指す．また，てんかん発作は，2年以上発生していないことも確認する．その際，抗てんかん薬を服用しているかどうかは問わない．日本てんかん協会は，「運転に支障を生じるおそれのある発作が2年間ない」ことを運転再開の条件としている[11]．てんかん発作の誘因として，飲酒，喫煙，ストレス，疲労，過呼吸などがあげられているので，運転再開に際してはこれらに対する生活指導も重要である．

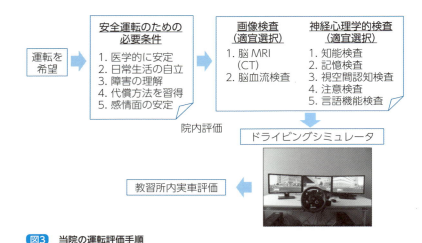

図3 当院の運転評価手順

② 日常生活が自立していることを確認する．移動が車いすであってもセルフケア（食事，整容，更衣，排泄，入浴など）が自立していることは運転再開の必要条件となる．自動車運転は，いわゆる手段的日常生活動作（instrumental ADL：料理，買物，洗濯，外出，金銭管理，公共交通機関の利用，電話など）のさらに，上位能力を要するという位置づけと考えるべきである．社会的責任を負う行為であることを十分に理解するよう指導する．

③ 障害の理解，いわゆる病識があることも，運転再開の必要条件である．前頭葉損傷が重篤であると自己の運転能力を過大評価する傾向がある．自己の身体的・認知的障害を理解していれば，運転に際しても，市街地の運転は避けるなど，配慮を行うことができる．

④ 運転に際し，障害に対する代償方法が習得できるかどうかを判断する．脳卒中であれば片麻痺が後遺することも少なくない．右片麻痺が重篤な場合は，ハンドル操作，アクセル，ブレーキ操作を左上下肢で行うことになる．左片麻痺であれば，ハンドル操作は，右手で回旋装置を使用することもある．いずれの場合も，こうした代償手段を使いこなす能力が求められる．

⑤ 感情面が安定していることも重要である．脳卒中後に，易怒性や焦燥感を抱く結果，対人関係が良好に保てない例では，運転はできない．

⑥ 合併症が管理されていることも運転再開に際し重要なポイントである．糖尿病に対し血糖値が安定していること，高血圧症に対し，血圧が安定しコントロールされていることを確認する．運転再開後も，定期的にこれらのデー

タをチェックする必要がある．

2）画像検査

脳 CT や脳 MRI で脳損傷の部位と範囲を確認する．前述の 図1 にあるように，注意機能の主座である前頭葉および視空間認知能力の主座である右頭頂葉が，画像上，広範に損傷されている場合は，運転は望めない．

3）神経心理学的検査（症例1，2参照）

自動車運転再開に向けて，神経心理学的検査はスクリーニング検査としての意義が大きい．机上検査において，注意障害や半側空間無視などの高次脳機能障害が顕著である場合は，実車運転には至らない．さらに，神経心理学的検査では異常がなくても，運転という量的負荷（運転時間の増大）や質的負荷（市街地などの難度の高い走行路）がかかると，とたんに高次脳機能障害があらわになることがある．神経心理学的検査は，机上の静かな一室で行われるからである．すなわち，後述する症例2のように，軽微な半側空間無視は，机上検査では顕著でなくとも，路上運転において検出されることがある．

4）ドライビングシミュレータ（DS）による運転評価

DS は，ハンドル，ブレーキ，アクセル，ウインカーなどが模擬的に装備され，運転中はフロント画面に流れる景色と音響が用意され，より実践的な運転能力が評価可能である．DS は，運転能力を評価・予測する上で有用な機器であるとする報告が多い[12]．さらに DS を自動車運転再開のための練習機器として使用し，実車運転の能力向上がみられたとする報告もある．

【症例1：運転再開例】65歳　男性　診断名：くも膜下出血
■病歴

突然の頭痛を自覚し，近医に搬送された．意識レベルは，Japan Coma Scale で II-10，Hunt and Kosnik 分類 Grade II，脳 CT では，脳底槽に広がるくも膜下出血を確認した 図4a．CT アンギオグラフィーにより，右椎骨動脈瘤 図4b が確認され，同日，コイル塞栓術が行われた．術後，一時期，呼吸状態が悪化するも回復し，発症後1週間で意識は清明となり，リハビリテーションを開始．回復期リハビリテーション病院への転院後，発症後2カ月で，自宅退院となった．日常生活は自立し会社員として復職を希望．通勤のために自動車運転が必要とのことで，発症3カ月後に，当院自動車運転外来

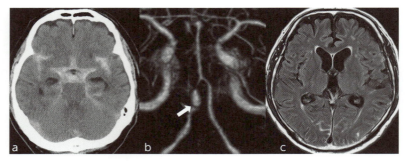

図4 a：くも膜下出血発症時の脳CT，b：右椎骨動脈瘤（矢印），c：発症3カ月後の脳MRI（FLAIR）

を受診．

■運転能力評価
① 診察所見：日常生活は自立し運動麻痺はない．コミュニケーションにも問題なし．
② 神経心理学的検査：
● WAIS-III：全IQ＝124，言語性IQ＝119，動作性IQ＝126
● Trail Making Test：A＝111秒（60歳代平均より延長），B＝136秒（60歳代平均より延長）
●レーヴン色彩マトリックス検査：30/36点（60歳代平均29点）
●三宅式記銘力検査：有関係6-8-10，無関係3-6-7（平均4-7-8）
③ 脳MRI 図4c：FLAIR画像も含めて，くも膜下出血に起因する虚血巣は確認できなかった．
④ ドライビングシミュレータ：一回目は，不注意による事故，違反，指示の忘れが顕著であったが，3回目には，改善した．
⑤ 院内運転能力判断：本例は，くも膜下出血の重症度を示すHunt and Kosnik分類では，Grade Ⅱ（中等度から強度の頭痛，項部硬直をみるが，脳神経麻痺以外の神経学的失調はみられない）であった．さらに，日常生活が自立するまでに回復した．診察時にも目立った高次脳機能障害は認められなかった．しかしWAIS-IIIは良好であったものの，Trail Making Testでは注意障害が示唆された．ドライビングシミュレータでは，3回目の評価で，やや不注意はあるものの，ほぼ問題なく運転操作が達成できた．くも膜下出血例は，一般に前交通動脈脳，内頸動脈瘤，中大脳動脈瘤

などの大脳半球底面の動脈瘤による破裂により，前頭葉症状（注意障害，遂行機能障害，ワーキングメモリ低下など）が顕著に後遺する例が多いが，本例は，後頭蓋窩の動脈瘤であり，MRIでも大脳半球に目立った虚血所見は認められなかった．以上より，実車運転評価は可能と判断した．
⑥ 実車運転評価結果：運転操作に問題はなかったが，交差点での安全確認の遅れ，疲労，注意の持続力の低下が指摘された．

■ その後の経過
　ペーパードライバー教習にて，市街地運転の練習を3回行った後，通勤での運転再開を達成した．発症後1年が経過するが，事故なく通勤している．

【症例2：運転断念例】70歳　女性　診断名：脳梗塞

■ 病歴
　左手のしびれを自覚し近医を受診．脳 MRA にて，右内頸動脈の閉塞を確認 図5a．脳 MRI では，右大脳半球白質に多発性脳梗塞を確認した 図5b,c．脳梗塞と診断を受け，以後，抗血小板薬の内服開始，発症3カ月後に，右浅側頭動脈・中大脳動脈吻合術が行われた．発症2年後に，本人が自動車運転を希望し当院自動車運転外来を受診．

■ 運転能力評価
① 診察所見：日常生活は自立し，家事動作にもおおむね問題はない．左上肢のしびれは残存するも，運動麻痺はない．コミュニケーションにも問題なし．ご家族は，運転再開について拒否的であった．
② 神経心理学的検査：
● WAIS-IV：全 IQ＝99，言語理解指標 IQ＝98，知覚推理指標＝84，ワーキングメモリ指標＝109,処理速度指標＝114
● WMS-R：言語性＝92,視覚性＝93,一般的記憶指標＝91,注意集中力指標＝112,遅延再生指標＝96
● Trail Making Test：A＝42.7秒（正常範囲），B＝57.1秒（正常範囲）
● 遂行機能障害症候群の行動評価(BADS)：年齢補正した標準化得点＝119
● SDSA 脳卒中ドライバーのスクリーニング評価 日本版：合格判定(10.57点) ただし，ドット末梢で35カ所の見落としあり，左列で見落としが多数あった．

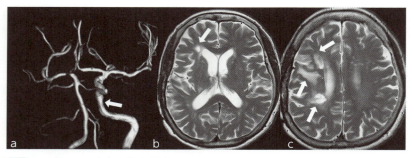

図5 a：脳MRA，右内頸動脈が描出されていない，矢印は左内頸動脈，b,c：脳MRI（T2強調画像）矢印は梗塞部位

- BIT 行動性無視検査日本版：通常検査 120 点（カットオフ 131 点），行動検査 50 点（カットオフ 68 点）
③ 脳 MRA, MRI： 図5 前述．
④ ドライビングシミュレータ：ハンドル，ブレーキの操作は問題ないが，左側への注意不足，ウインカー操作忘れ，同時処理に遅れがあった．
⑤ 院内運転能力判断：本例は，右内頸動脈閉塞例であった．しかし脳 MRI では，右大脳半球には梗塞巣が散在するものの，中大脳動脈領域全体にわたる広範な梗塞ではなかった．それは，反対側内頸動脈系および脳底動脈系からの側副血行路の発達および浅側頭動脈・中大脳動脈吻合術の結果，右大脳半球には乏しいながらも血流が供給されていたことによると考えられた．いわゆる misery perfusion の状態にあった．神経心理学的検査では，WAIS-IV, WMS-R, Trail Making Test, 遂行機能障害症候群の行動評価（BADS），SDSA 脳卒中ドライバーのスクリーニング評価のいずれも基準値内であったのも，上記の理由による．しかし，左半側空間無視が BIT 行動性無視検査日本版および SDSA 脳卒中ドライバーのスクリーニング評価の左列で見落としにおいて確認された．したがって，院内評価の段階で，運転は不可と判断された．しかし，本人は，運転への執着が断ち切れず，実車運転評価を行うこととした．
⑥ 実車運転評価結果：運転操作に問題はなかったが，止まれの標識，見通しの悪い交差点に気づかない，直進路，左カーブ，右カーブで右寄りを走行する，狭路通過課題で，左曲がりで左後輪の脱輪など，左半側空間無視が顕著であった．

■その後の経過

　以上の結果から，本人は運転を断念することに納得された．振り返ると，本患者が初めに当院自動車運転外来を訪れた時，その家族は運転再開に拒否的であった．この点は重要である．家族は，本人の全生活を知っているからである．同居する家族には，当時者の運転能力をおおむね判断できるとする研究報告がある．Coleman らは，脳外傷後に運転をしている 33 例と運転をしていない 38 例について，その相違を調査したところ，神経心理学的検査結果や医学的所見とともに，同居する家族の運転能力に関する認識が有意に予測因子となっていたと報告した[13]．

運転再開の判断基準のまとめ

筆者は，運転再開が可能であると考える目安を以下のように考えている．
① 日常生活が自立し，高次脳機能障害が後遺していても社会生活上，支障とならないこと．
② 運動障害があっても，アクセル・ブレーキなどの機器の操作が適切にできること．
③ 脳画像（CT/MRI）にて広範な損傷がないこと．特に，両側に及ぶ前頭葉損傷および右頭頂葉を中心とする損傷が広範ではないこと．
④ 神経心理学的検査結果は，概ね基準値の範囲内であること．
⑤ 視野障害や半側空間無視がない，あるいは軽微であること．
⑥ 疾患の再発，合併症の悪化，てんかん発作の可能性が極めて低いこと．

【文献】
1) 警察庁：運転免許の拒否等を受けることとなる一定の病気等について｜警察庁 Web サイト（npa.go.jp）（2022 年 8 月 30 日）
2) 国循脳卒中データバンク 2021 編集委員会．In: 脳卒中データバンク 2021．東京：中山書店；2021. p.20-7.
3) Lu H, Xu F, Rodrigue KM, et al. Alterations in cerebral metabolic rate and blood supply across the adult lifespan. Cereb Cortex. 2011; 21: 1426 34.
4) Marchal G, Rioux P, Petit-Taboue MC, et al. Regional cerebral oxygen consumption, blood flow, and blood volume in healthy human aging. Arch Neurol. 1992; 49: 1013-20.
5) Leenders KL, Perani D, Lammertsma AA, et al. Cerebral blood flow, blood volume and oxygen utilization. Normal values and effect of age. Brain. 1990; 113: 27 47.
6) Petit-Taboue MC, Landeau B, Desson JF, et al. Effects of healthy aging on the regional cerebral metabolic rate of glucose assessed with statistical parametric mapping. Neuro

Image. 1998; 7: 176-84.
7) Hagstadius S, Risberg J. Regional cerebral blood flow characteristics and variations with age in resting normal subjects Brain and Cognition. 1989; 28-43.
8) Waldemar G, Hasselbalch SG, Andersen AR, et al. ^{99m}Tc-d, I-HMPAO and SPECT of the brain in normal aging. J Cereb Blood Flow Metab. 1991; 11: 508-21.
9) Mamo H, Meric P, Luft A, et al. Hyperfrontal pattern of human cerebral circulation. Variations with age and atherosclerotic state. Arch Neurol. 1983; 40: 626-32.
10) Bangen KJ, Nation DA, Clark LR, et al. Interactive effects of vascular risk burden and advanced age on cerebral blood flow. Front Aging Neurosci. 2014; 7: 159.
11) 日本てんかん協会 ホームページ（2022 年 8 月 30 日）http://www.jea-net.jp/tenkan/menkyo.html
12) Imhoff S, Lavallière M, Teasdale N, et al. Driving assessment and rehabilitation using a driving simulator in individuals with traumatic brain injury: A scoping review. Neuro Rehabilitation. 2016; 39: 239-51.
13) Coleman RD, Rapport LJ, Ergh TC, et al. Predictors of driving outcome after traumatic brain injury. Arch Phys Med Rehabil. 2002; 83: 1415-22.

〈渡邉　修〉

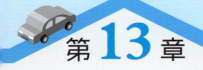

第13章 職業運転者の運転可否判断と復職支援

1. 疾病がある人の復職

　我が国では高齢化が進み生産年齢人口が減少しつつある．2022年には，生産年齢人口の割合は59.4％，高齢人口の割合は29.0％である．さらに，人口減少も伴い，2065年には人口が9,000万人弱，約2.6人に1人が65歳以上という社会が到来するという．したがって，65歳以上の高齢者や何らかの障害を有する人が就業することは，我が国における経済活動を持続するうえで重要である．また，労働人口の3人に1人は，なんらかの病気の治療を行いながら仕事をしているという[1]．したがって，疾病の治療をしながらも就業を続けることや，疾病の治療後に復職することもあるので，労働者の疾病治療と仕事の両立は必要である．厚生労働省では2016年に，がん，脳卒中などの疾病を抱える労働者に対して，事業者が適切な就業上の措置や治療に対する配慮を行い，労働者が治療と仕事を両立することができるようにするための取組みなどをまとめた「事業場における治療と仕事の両立支援のためのガイドライン」を策定した．そして，両立支援コーディネーターを養成し，主治医，企業，産業医らとともに，治療と仕事の両立に向けたサポート体制の構築などを推進している．また，地域両立支援推進チームを各都道府県労働局に設置し，地域の実情に応じた両立支援の促進に取り組んでいる．

　さて，労働安全衛生法では，労働者の健康を確保すべき対策としてさまざまな規定が定められている．一般健康診断における有所見率は年々増加しているが，その結果に基づいて就業上の措置を事業者に求める規定や，特に配慮を必要とする労働者の心身の条件に応じた適正配置の規定である．これらの規定によれば，何らかの傷病がある労働者に対しては，業務によってその傷病の状態が悪化しないように配慮する必要がある．平成29年（2017年）の労働安全衛生調査によると，傷病の治療と仕事の両立に係る取り組みのある事業所は約半数であるが，その割合は，企業の規模が小さくなるにつれて減少し，従業員数が10〜29人の事業所では約1/3になるという[2]．労働安全衛生法では，従業員が50人以上の事業所では専従あるいは嘱託産業医の雇用が義務付けられているが，従業員50人

未満の事業所ではその義務がない．さらに小規模事業所では一般的に中および大規模事業所に比べて財政基盤が弱く，産業保健活動への取り組みが弱体化すると考えられる．したがって，両立支援の具体的な取り組みである，柔軟な労働時間の設定や業務内容の調整といった通院や体調などの状況に応じた配慮が十分されないことが危惧される．

2. 職業運転者の職場環境

　国土交通省の調査によると，職業運転者の平均労働時間は，全職種平均より約1～2割長く，平均所定外労働時間も全職種平均より約2～3倍長いという．しかし，年間の賃金は全職種平均より約1～3割低い．そして平均年齢は全職種の平均より高く，バス運転者および大型トラック運転者で約50歳，法人タクシー運転者で60歳である．慢性的な人手不足が続いており，有効求人倍率は全職種平均の2倍以上である．職業運転者では小規模事業所が圧倒的に多いこと，累進歩合賃金制度が関係していることなども特徴的である．さらに，多くの労働者が自動車の運転を業務とすることなどから，業務内容の調整が困難なことが多い．したがって，前項で紹介した両立支援が，必ずしも円滑に行えるような環境ではないと考える．しかし，2017年に「自動車運送事業の働き方改革に関する関係省庁連絡会議」が設置され，ITの活用などによる生産性の向上，多様な人材の確保や育成といった長時間労働是正に向けた環境整備のための関連制度の見直しや支援措置が検討された．そして，2018年には「自動車運送事業の働き方改革の実現に向けた政府行動計画」が策定された．職業運転者においても，何らかの傷病を有する人が復職できるような環境整備を願いたい．

3. 疾病患者と復職

　厚生労働省が企業を対象に行った調査では，1カ月以上連続して休職している人の原因疾病として，メンタルヘルスが38％と最も多く，がんが21％，脳血管障害が12％と続いた[3]．脳血管障害を例にとると，失語や失認といった高次脳機能障害や麻痺などの後遺障害などによって復職状況はさまざまである．脳卒中による復職を促進する因子として，若年者で復職に強い意欲をもっていること，高学歴でホワイトカラーの職種であること，セルフケアや歩行が自立していること，家族や同僚の支援があること，上司や産業医による良好な対応があげられる[3]．脳血管障害患者の復職率を経時的に調べた報告では，発症から6カ月までと発症

後1年～1年6カ月の2つのピークがあり，前者では障害程度が軽い脳卒中患者が，後者では中等度の患者が復職するという[4]．豊永が新規に発症した脳血管障害者を対象に，1年6カ月後の推定復職率を調査したところ，46.2％であった[5]．したがって，就業していた脳血管障害患者の約半数は，発症から1年6カ月までに復職可能と考えられる．そして，早期からメディカルソーシャルワーカーや家族などによる復職への相談支援があることや，本人が復職に意欲をもつことで復職しやすいことも明らかにされた[5,6]．また，復職した患者の9割以上が障害に応じた職種や配慮された職場への配置転換を受けていたという[7]．したがって，患者の医学的な状態，管理において日常で必要とすることを事業所に説明し，理解を得る必要がある．また，患者の機能や能力についての情報を，本人，医療関係者および事業所の三者で共有することが重要である．

4. 自動車運転再開に影響する要因

疾病発症前に自動車運転を行っていた患者が運転再開を検討するうえでは，さまざまな身体および認知機能が調べられ，慎重に判断が行われる．そして，通常のリハビリテーションに加え，ドライビングシミュレーターなどを用いて自動車運転能力が評価される．これら患者の背景を検討し，退院後に自動車運転が再開できる要因や早期に運転が再開できる要因を調べた．まず，福井県における多施設後ろ向き検討では，生活環境や個人因子を含めて運転再開に影響する因子が調査された．その結果，社会環境因子が自動車運転再開における独立した関連因子であり，公共交通が不便なほど，代替運転者がいないほど，運転が再開されていることがわかった 表1 [8]．

次に，脳血管障害でリハビリテーション病院に入院し，自動車運転再開を希望していた患者を対象に，退院後1カ月以内の早期に自動車運転を再開した群（発症から平均3.8カ月）およびそれ以降に運転を再開した晩期群（発症から平均11.4カ月）に大別し，背景因子が比較された[9]．その結果，2群間で身体の状態，神経心理学的検査結果に有意差はなかったが，復職後に自動車の運転が必要な人の割合は，早期再開群で88.9％と，晩期再開群の44.4％に比べて有意に高かった．したがって，医学的評価が同等であっても，仕事で自動車運転が必要であるという社会的要因が早期の運転再開に影響を及ぼすことがわかった．海外で行われた研究でも，脳血管障害後に運転再開ができない予測因子の一つに失業があげられた[10]．前述のように，本人が復職に対する意欲をもつことで，より復職しやすいという現状がある．職業運転者では，特に自動車の運転を再開したいという

表1 脳損傷者の自動車運転再開に影響を及ぼす因子（2項ロジスティック回帰分析による）

	相対危険度	95％信頼区間	p値
年齢	0.98	0.97-0.98	<0.001
性（Ref, 男性）	0.65	0.45-0.93	0.019
運動FIM値	1.00	1.00-1.01	0.120
認知FIM値	1.02	1.00-1.03	0.068
再発やてんかんのリスクあり	0.6	0.47-0.88	0.006
発症前に就業	0.78	0.62-0.99	0.038
公共交通が不便	1.38	1.06-1.79	0.016
代替運転者がいない	1.53	1.14-2.04	0.004

(Sato M, et al. Healthcare. 2021; 9: 1469.[8] より改変)

意欲が強いため，他の職種に比べるとより早期に自動車運転再開に至ると予想される．

5. 職業運転への復帰を考えるうえで必要なこと

1）法やガイドラインの遵守

まず，疾病についてであるが，道路交通法第90条および道路交通法施行令に記載されている疾病について，6カ月以内に回復や改善の見込みがある場合は6カ月を超えない期間免許が保留され，その他の場合には免許が与えられないことになっている．実務上は警察庁交通局運転免許課で「一定の病気に係る免許の可否等の運用基準」が定められ，疾病ごとにこれに準拠して対応されている 表2 ．なお，この基準に記載されていない疾病患者への対応については，そのつど，警察庁交通局運転免許課に照会されることが原則となっている．また，どの程度の状態であれば自動車運転免許の取得や更新が可能になるかについては，運用マニュアルに則って判断される．特に第2種免許については，一部の疾患について制約がある．てんかん患者では，薬の使用がない状況下で5年間発作がなく，その後も再発のおそれがない場合でなければ，第2種免許を取得できない．不整脈の治療などで植込み型除細動器（ICD）や両室ペーシング機能付き植込み型除細動器（CRT-D）を植え込んでいる人，不整脈による失神の既往や可能性があるがICDもペースメーカも植え込まれていない人は，第2種免許を取得できない．さらに，自動車運転中における失神の既往がある人や，座位での失神の既往があり，失神前に前兆を認めない人も原則として運転が禁止される．まずは，このような

原則に従うことが求められる．

2) 全身状態を良好に

　自動車運転中の体調変化も事故の原因と成り得る．四輪自動車による交通死亡事故の約1割では，運転者の体調変化が原因である．職業運転者を対象にした調査では，原因疾患として脳卒中が最も多く，心疾患，失神，消化器疾患と続いた[11]．生命に危機的となるような重症疾患だけでなく，比較的日常的な疾患も正常な運転を妨げる原因となっていた．したがって，職業運転者に対しては，日頃からすべての疾患や症候について，そのコントロールを良好に保つ必要がある．複数の都県における法人タクシー運転者とタンクローリー運転者を対象にした調

表2　一定の病気に係る免許の可否等の運用基準

1. 統合失調症
2. てんかん
3. 再発性の失神
   (1) 神経起因性（調節性）失神
   (2) 不整脈を原因とする失神
   (3) その他特定の原因による失神（起立性低血圧など）
4. 無自覚性の低血糖症
   (1) 薬剤性低血糖症
   (2) その他の低血糖症（腫瘍性疾患，内分泌疾患，肝疾患，インスリン自己免疫症候群など）
5. 躁うつ病
6. 重度の眠気の症状を呈する睡眠障害
7. その他精神障害（急性一過性精神病性障害，持続性妄想性障害など）
8. 脳卒中（脳梗塞，脳出血，くも膜下出血，一過性脳虚血発作など）
9. 認知症

表3　職業運転者における体調変化の実態調査

	静岡県内法人タクシー運転者	栃木県内法人タクシー運転者	千葉県内法人タクシー運転者	都内タンクローリー運転者
運転中に体調が悪化したことがある（％）	22.6	32.6	28.0	33.3
体調悪化が原因で事故を起こしたことがある（％）	3.0	0.4	0.7	0
体調悪化が原因でヒヤリハットしたことがある（％）	15.8	11.9	9.4	15.7

(一杉正仁，他．日本損害保険協会医研センター編「交通事故医療に関する一般研究助成 研究報告書集2012年度」．2014: 373-81.馬場美年子，他．日職災医誌．2015; 63: 120-5.[13] 馬場美年子，他．日交通科会誌．2015; 15: 28-35. [14] Baba M, et al. Ind Health. 2019; 57: 530-6. [15] をもとに著者が作成)

査では，運転中に体調変化をきたしたことがある人は 22.6 〜 33.3％，体調変化が原因で事故を起こした経験がある人は 0 〜 3.0％，事故に至らなかったがヒヤリハットした経験がある人は 9.4 〜 15.8％であった 表3 [12-15]．運転者の体調を良好な状態にコントロールすることは，本人の健康のみならず社会安全を維持する上で重要である．道路交通法第 66 条では，「何人も，過労，病気，薬物の影響その他の理由により，正常な運転ができないおそれがある状態で車両等を運転してはならない」と規定されている．したがって，自動車を運転する人に対しては，健康管理を適切に行うことが法律でも求められている．そのためには，自らの疾患や症状について，コントロールを良好に保つべきである．タクシー運転者を対象にした著者らの調査では，罹患している疾患に対して，規則正しく主治医のもとに通院している割合が高いと，運転中の体調変化による事故やヒヤリハットの経験が有意に低かった [16]．

　また，職業運転者を対象にした著者らの調査では，運転中に体調変化が生じた際に，事業所に申告して運転を中止した人は 23.5 〜 55.3％であり，そのまま運転を継続した人が 10.0 〜 14.6％も占めていた [12-14]．したがって，体調が悪い時にはハンドルを握らない，あるいは運転中に体調が悪化した際には無理に運転を継続しない，という指導を徹底する必要がある．

6. 職業運転者の復職を判断する際に行うべきこと

　職業運転者では，通常の自動車運転に加え，心身の負荷がかかる．すなわち，長時間の運転を余儀なくされるなど業務に時間的制約がある，乗客や取引先とのやり取りがある，慣れない箇所を走行することがあるなどである．したがって，まずは心身の負荷に耐えうるべく全身状態を良好に保つ必要がある．さらに，単に自動車を運転する能力に加え，多くのタスクを処理する能力やストレスに対応する能力も必要である．これらの能力を確認するには，自動車運転シミュレータを活用して，復職後の業務を想定した訓練が必要である．一部の大型ドライビングシミュレータでは，二種免許用のソフトが内蔵されており，タクシー運転者への訓練に用いられている．簡易シミュレータであっても，作業療法士が乗客の役割を演じることで訓練が可能である．すなわち，運転中に話しかけて会話をしながらの運転，運転中に適宜進行方向を指示（次の信号を右折など）されたうえでの運転，20 〜 30 分程度の比較的長い時間連続した運転などを行うことで，職業運転者としてのタスクが施行できるように訓練を行うことができる．

次に，職場に復帰後には，本人の状態を考慮したうえで就業環境を検討する必要がある．すなわち，タクシー運転者であれば夜間の勤務を避けることや，自動車の整備など難易度の低い業務から開始し，段階的に運転業務に移行するなどの配慮が望まれる．事業所は運転者の状態を十分に理解したうえで，運転再開を前提に中・長期的な対応をとることが望まれる．脳血管障害後にタクシー運転へ復帰できた実例について紹介する[17]．

> 【症例1】 60歳代の男性
> 多発性脳梗塞で急性期病院に約1カ月入院後にリハビリテーション病院へ転院した．MMSE 29，TMT-B 133秒，その他の神経心理学的検査結果も既報の暫定基準範囲内であり，半側空間無視はない．入院中に行ったドライビングシミュレータによる訓練では事故を起こすなど，運転能力は不十分であった．退院後，約1カ月間ほぼ毎日通院してドライビングシミュレータによる訓練を行ったが，タクシー運転者に特化した訓練も実施した．その後，自動車運転能力は向上し，主治医から自動車運転が可能である旨の診断書が発行され，公安委員会の臨時適性検査にも合格した．職場復帰後は，まずタクシーの洗車や配車などの業務から段階的に開始し，さらに1カ月経過した後に日勤のタクシー運転者として業務に復帰した．

> 【症例2】 60歳代の男性
> 左被殻出血で急性期病院に約3週間入院後にリハビリテーション病院へ転院した．MMSE 29，TMT-B 100秒，その他の神経心理学的検査結果も既報の暫定基準範囲内であり，半側空間無視はない．軽度の右片麻痺と感覚性失語があり，2カ月間の入院中に行ったドライビングシミュレータによる訓練では，正常な運転が困難であった．退院後，約1カ月間作業療法士と言語聴覚士の外来リハビリテーションを受け，会話は実用レベルに達した．その後，週に2，3日程度ボランティアで事業所に通い，事務処理や出車の誘導など非運転業務を開始した．約1カ月後からは新人運転者の指導者として助手席に乗車して道を教える業務を行うようになった．ドライビングシミュレータで自動車運転能力を確認したところ，大幅に改善しており，発症から5カ月半後に自動車運転が可能との診断書が交付された．そして，臨時適性検査に合格した．自家用車で約2週間，自動車運転の練習を行った後，タクシー運転者として職場復帰した．

7. 事業所が躊躇する点

　事業者には労働者の安全・健康に配慮する義務があるのは前述のとおりであるが，さらに運輸事業の事業者には，安全輸送に努める義務が課せられている．したがって，何らかの疾病に罹患した従業員がひとたび復職しても，同様の疾病が再発したり疾病の状態が悪くならないか，安全に運転を行う能力を備えているか悩むことが多い．また従業員である運転者が，体調変化による事故を起こした際に，事業者も法的責任を問われることがある[18]．刑事責任では，刑法，道路交通法，労働基準法，労働安全衛生法に基づいて事業者や運行管理者の責任が問われる．バスの運転者が運転中に脳血管障害を発症して事故に至った例では，運転者に対して健康診断が実施されていなかったことが判明し，労働安全衛生法違反で刑事責任が問われた[19]．民事責任では民法や自動車損害賠償補償法などにより，事故の被害者や遺族に対して損害賠償責任を追う．クレーン車運転中にてんかん発作を起こして多数死傷者が出た事故では，民法による使用者責任と自動車損害賠償補償法による運行供用者責任があるとして，会社にも損害賠償支払いが命じられた[19]．行政責任では，道路運送法や貨物自動車運送事業法にしたがって，施設の使用停止・業務停止・認可取消しなどの行政処分が下される．糖尿病に罹患していたコンクリートミキサー車の運転者が，インスリン注射後に低血糖症で死傷事故を起こした例では，運転者に対する健康管理上の指導・監督が不十分であったとして，会社に対して車両使用停止の行政処分が下された．したがって，事業者，運行管理者，産業医，運転者が有機的に連携して，体調変化による事故を予防する体制構築が必要である．

おわりに

　職業運転者の復職では，主治医やリハビリテーションのスタッフなどの医療関係者だけでなく，自動車教習所との連携や事業所の理解が必要である．職業運転者は運転を生業とするがゆえに，自動車運転再開を強く望んでいる．それが，リハビリテーションや復職の意欲につながり，前向きな生活につながる．一方で，事業所は限られた資源の中で安全を確保する義務を負っている．職業運転者が不足する現状において，事業所をはじめとした社会が長い目で疾病に罹患した運転者をバックアップしていただきたいと願っている．

【文献】

1) 厚生労働省．令和3年版厚生労働白書．
2) 厚生労働省．平成30年度版厚生労働白書．
3) 杉本香苗, 佐伯 覚．脳卒中の職業復帰―予後予測の観点から―．Jpn J Rehabil Med. 2018; 55: 858-64.
4) Saeki S, Ogata H, Okubo T, et al. Return to work after stroke, a follow-up study. Stroke. 1995; 76: 406-12.
5) 豊永敏宏．脳血管障害者における職場復帰可否の要因－Phase 3（発症1年6ヶ月後）の結果から－．日職災医誌．2009; 57: 152-60.
6) 豊永敏宏．脳血管障害の職場復帰モデルシステムの研究開発－社会的支援（ソーシャルサポート）の課題－．日職災医誌．2011; 59: 179-83.
7) 佐伯 覚, 有留敬之助, 吉田みよこ, 他．脳卒中後の職場復帰予測．総合リハビリテーション．2000; 28: 875-80.
8) Sato M, Kobayashi Y, Fujita K, et al. Social environmental factors related to resuming driving after brain injury: a multicenter retrospective cohort study. Healthcare. 2021; 9: 1469.
9) 井上拓也, 大場秀樹, 平野正仁, 他．脳卒中患者における早期の自動車運転再開の実態と背景について．日職災医誌．2019; 67: 521-5.
10) Bose S, Kaur P, Dhillon S, et al. Predictors of poststroke driving or riding in Indian stroke patients (POINT Study). Int J Stroke. 2013; 8: 240-4.
11) Hitosugi M, Gomei S, Okubo T, et al. Sudden illness while driving a four-wheeled vehicle: a retrospective analysis of commercial drivers in Japan. Scand J Work Environ Health. 2012; 38: 84-7.
12) 一杉正仁, 長谷川桃子．タクシー運転者における健康起因事故の背景調査, 効果的な事故予防対策の立案．日本損害保険協会医研センター編「交通事故医療に関する一般研究助成研究報告書集 2012年度」．2014: 373-81.
13) 馬場美年子, 一杉正仁, 相磯貞和．タンクローリー運転者に対する運転と体調変化に関する意識調査－体調変化に起因する事故を予防するために－．日職災医誌．2015; 63: 120-5.
14) 馬場美年子, 一杉正仁, 相磯貞和．タクシー運転者の健康管理と体調変化に関する意識調査－健康起因事故を予防するために－．日交通科会誌．2015; 15: 28-35.
15) Baba M, Miyama G, Sugiyama D, et al. Influence of workplace environment, working conditions and health status of taxi drivers on vehicle collisions or near-miss events. Ind Health. 2019; 57: 530-6.
16) Hitosugi M, Hasegawa M, Yamauchi S, et al. Main factors causing health-related vehicle collisions and incidents in Japanese taxi drivers. Rom J Leg Med. 2015; 23: 83-6.
17) 大場秀樹, 井上拓也, 平野正仁, 他．脳卒中罹患後のタクシー運転再開と望ましいリハビリテーションについての検討．日交通科会誌．2016; 16: 46-54.
18) 馬場美年子．健康起因事故と法律．東京：医学と看護社；2016.
19) 馬場美年子, 一杉正仁．健康起因事故における事業者の社会的責任と疾病・健康管理．日交通科会誌．2021; 21: 3-10.

〈一杉正仁〉

第14章 指定自動車教習所が高次脳機能障害者に対して実施可能な指導と評価の分析法

　医療機関は，指定自動車教習所（以下，指定教習所）に対して，高次脳機能障害者の実車評価（以下，実車評価）を依頼することがある．全日本指定自動車教習所協会連合会（以下，全指連）が発出した「高次脳機能障害を有する運転免許保有者の運転再開に関する調査研究委員会報告書」（以下，報告書）によると，実車評価は，評価票や評価基準が統一されていない，同じ評価票を用いても指導員によって結果が異なる，指定教習所によって実施場所（場内コース，路上）が異なっていることが，実車評価の問題点としてあげられた[1]．このような問題点は，評価としての信頼性や妥当性が決して高くはないことを意味している．

　こうしたことから，実車評価の信頼性や妥当性を高めるための対策を講じていくことは早急の課題といえる．本章は，当指定教習所が行っている評価と指導の内容を中心に概説し，評価の分析法を症例にて示すものとする．

1. 高次脳機能障害者の運転再開を検討する上で留意すべき点

　高次脳機能障害者の運転再開を検討する上で留意すべき点は，十分に医学的リハビリテーションによる介入や実車指導を行ってから評価して，運転再開を検討することである．高次脳機能障害者にとって，急性期，回復期，維持期のうち，回復期は機能障害の改善がもっとも顕著な時期である[2]．このことから，医療機関では，高次脳機能障害者に対し，回復期を中心として，機能障害の改善を目指してリハビリテーションによる介入を行っている．

　一方，指定教習所には「空白の50年」という言葉がある．20歳前後で新規免許取得者として免許取得後，免許更新時の年齢が70歳以上となり，高齢者講習を受講するまでの約50年間にわたり，多くの免許保有者が実車指導を受けていないことに由来する．空白の50年は，運転行動にどのような影響を及ぼし，実車指導を行うことにより，どのような変化を生じさせる可能性があるのであろうか．先行研究を紹介する．

　岩城・大谷・堀川ら[3]が，高齢者講習の受講者132名を対象に調査したところ，

受講者本人は，信号，標識，標示，他の車両など運転に必要な情報を的確にとらえて運転したと評価していたが，指導員の評価からすると不十分であったことが報告されている．

岩城・外川[4]は，認知機能検査の結果，記憶や判断力がやや低下した高齢運転者（1名）に対して，評価のみを行う期間，実車指導と評価のいずれも行う期間を組み合わせたABABデザインにより調査を行ったところ，場内コースと路上のいずれにおいても運転行動が改善し，実車指導の効果が持続する可能性のあることが示唆された．

岩城・大谷・佐藤ら[5]は，実車評価を行った36名を対象として，1群事前事後テスト計画により運転行動を比較した．その結果，評価項目19項目のうち，13項目にて有意差がみられ改善が認められた．

これらの先行研究からいえることは，免許を取得してから年数の経過に伴い，個癖などにより運転技量が低下するものの，高齢運転者と高次脳機能障害者のいずれも実車指導により改善する可能性があることを示唆するものといえる．こうしたことから，高次脳機能障害者に対しては，実車評価のみを行うのではなく，十分な実車指導を行った上で実車評価を実施することが，評価としての信頼性や妥当性を高めることにつながるものと考える．

2. 高次脳機能障害者の運転再開に向けた評価の方法

1) 神経心理学的検査

神経心理学的検査は，主として検査用紙により行っていることから，静的な刺激に対する反応を評価しているものといえる．自動車運転に関する神経心理学的検査の具体的な方法は，日本高次脳機能障害学会の運転に関する神経心理学的評価法検討小委員会[6]による，「脳卒中，脳外傷等により高次脳機能障害が疑われる場合の自動車運転に関する神経心理学的検査法の適応と判断」がある．

2) 運転適性検査器

運転適性検査器は，画面に呈示された動的な刺激に対し，ハンドルやペダルを操作することによる反応を評価する．指定教習所における運転適性検査器の使用は，2017年3月12日の改正道路交通法が施行されるまで，高齢者講習の実施に際し，必須とされていた．このことから，2024年の現在に至っても運転適性検査器を設置している指定教習所は少なくないことが推測される．指定教習所に設

置している運転適性検査器には，単純反応検査，選択反応検査，ハンドル操作検査，注意配分・複数作業検査の4つの下位検査がある．検査方法は，運転適性検査器により異なる場合があるものの，当指定教習所が設置している竹井機器工業株式会社のCG400により例示する．

　単純反応検査は，1刺激1反応の検査である．検査は，刺激が呈示されたら，アクセルを戻すことにより反応する．結果票には，平均反応時間，平均反応時間の散布度などの数値が示される．

　選択反応検査は，3刺激3反応の検査である．検査は，青信号が呈示されたらアクセルを踏んだまま，黄信号が呈示されたらアクセルを戻す，赤信号が呈示されたらブレーキを踏んで反応する．結果票には，平均反応時間，平均反応時間の散布度，誤反応数などの数値が示される．

　ハンドル操作検査は，課題に対してハンドル操作をして反応する検査である．結果票には，反応の偏り（左右比），練習効果（検査前半と後半の反応比）などの数値が示される．

　注意配分・複数作業検査は，選択反応検査とハンドル操作検査を組み合わせた検査である．検査は，課題に対してハンドル操作による反応を行いながら，画面4隅のどこかに呈示された刺激にペダルを操作して反応する．結果票には，平均反応時間，平均反応時間の散布度，誤反応数，左右比などの数値が示される．

　そのほか，結果票には，同年代と比較し，正規分布に従ったうえで，5段階に標準化された数値が示される．5段階のうち1は，6パーセンタイルであることから，2標準偏差を逸脱する範囲と大きな差異はない．

3）自動車を使用した評価

　自動車を使用した評価は，自動車が停止した状態で行う走行前評価と自動車が走行している状態で行う実車評価の2つある．

　走行前評価は，運動麻痺の評価として自動車の乗降や運転装置の取扱い，運動失調の評価として運転装置の取扱いの円滑さ，感覚障害の評価として運転装置を取扱うことによる痛みや痺れといった身体機能の評価をする．なお，運転装置の取扱いそのものが困難な場合は，身体機能のみならず，記憶障害など高次脳機能障害の可能性を考える必要が生じる．必要に応じて，ハンドルノブ，左足アクセル，左方向指示器など運転補助装置の装着を推奨する．

　実車評価は，神経心理学的検査や運転適性検査器の結果を踏まえて，高次脳機能や身体機能の評価を行う．危険な運転行動がみられた場合は，免許を取得してから年数の経過に伴う個癖によるものか，高次脳機能や身体機能の障害によるも

のなのか判断できないことから，実車指導により改善することが可能であるか評価する．当指定教習所は，実車指導の前後に実車評価を行って，運転行動を前後比較している．運転行動の変容を評価しているのは，将来的な運転行動を予見するという意味において，適性を評価することが，より正確にできること，実車指導により改善した点を対象者に伝達することで，対象者が，リハビリテーションに対するモチベーションをはじめ自己肯定感を高めることができると考えているためである．なお，実車指導を行ったものの，危険な運転行動が残存した場合は，高次脳機能や身体機能の障害を検討する．

なお，実車評価は，全ての評価対象者に同一の交通場面や状況にて評価することができないことから，神経心理学的検査や運転適性検査器のように定量的な判断基準を設けることは困難である．現状としては，評価者に対して一定の教育をしたうえで，複数の評価者が対象者を実車評価したとしても，同じような結果を得られるといった評価者間信頼性を高めていくことが望まれる．

3. 実車指導の方法

実車指導の方法は，指導者が対象者に教示することで，目標達成を目指す指導と，指導者が対象者に質問をして，対話を重ねることにより答えを引き出すことで，目標達成を目指す指導の2つある．

教示による指導は，指導者の思いや指導者評価を一方的に伝達する方法のため，運転について「知らない」「できない」ことが多い新規免許取得者に使用したとしても大きな問題を生じない．ただし，受動的学習になりやすく，目標設定が自らの意志決定によるものではないことから，行動変容したとしても指導の効果が持続しにくく，免許所持者に多用すれば心理的リアクタンスを生じる可能性が少なくない．一方，質問による指導は，対象者の思いや自己評価を聴いて対話を重ねる方法のため，能動的学習であり，目標設定が自らの意志決定によるものであることから，行動変容について指導の効果が持続することを期待できる．そのほか，教示による指導と比較して，心理的リアクタンスを生じる可能性は少ないといえる．

こうした実車指導の方法の違いにより，実車指導後の実車評価や運転再開後の運転行動に差異を生じさせる可能性がある．このことから，運転について「知っている」「できる」ことが多い免許所持者である高次脳機能障害者に対する実車指導の方法は，質問による指導を中心にしつつ，「知らない」ことがあれば，教示により指導することが重要である．なお，運転シミュレータを設置している医療機

関が，運転シミュレータ（市街地走行）により指導を行う場合にも同様のことがいえる．

GROW モデルによる指導例

　　GROW モデルは，グラハム・アレクサンダーにより考案されたモデルであり，G（Goal: 最終目標・過程目標），R（Reality: 現実），O（Options: 目標と現実の差を解消するための選択肢），W（What will you do: 目標設定・意志確認）の頭文字である[7, 8]．実車指導は，「G」について，最終的な目標達成（運転再開するなど）を目指しながら，過程目標（右左折時にタイミング良く安全確認するなど）を扱うことが多い．指導にあたり，ドライブレコーダの映像や運転シミュレータ（市街地走行）のリプレイ画像を使用すると，対象者は自身の運転行動を客観的に確認できるため，指導の効果が高まるものと考える．ただし，対象者が危険な運転行動をしているにもかかわらず，認めようとしないからといって，証拠として映像・画像を視聴することは，対象者の抵抗や反発を招く可能性が高いため注意が必要である．

　　GROW モデルによる指導は，運転行動を振り返りするときなど幅広く活用できる．例えば，右折の運転行動を振り返りするときは，振り返りしたい交通場面の直前で映像・画像を静止して，「G：どのように右折することが理想ですか」，「R：さきほどの運転はどうでしたか」，「O：理想に近づけるためには，どうしたら良いと思いますか」，「W：今後，右折するときはどうしますか」という具合に質問して，対話を重ねながら指導する．このとき対象者によっては，「G」と「R」に差がなかったと回答する場合がある．こうした場合には，「R：特に良かった点を教えてください」と質問してチャンクダウンする方法や，「W：これからも理想的な右折を継続するためには，どうしたら良いと思いますか」と質問する方法などがある．なお，映像・画像の視聴は，「R」の前後に必要に応じて行う．

　　GROW モデルは，運転行動の振り返りのほかにも，駐車車両の側方通過をする場面など危険予測を指導するとき，危険予測の質問として「駐車車両の側方通過をする場面ではどのようなことに注意して運転しますか」，危険回避の質問として「注意すると回答した点に対して，どのように運転しますか」などの質問を加えて指導することも可能である．また，右左折・進路変更・後退など安全確認を指導する場合は，5W1H（いつ・どこで・だれが・なにを・なぜ・どのように）の質問を交えると明確な目標設定が可能になる．指導者と対象者の共通認識として，指導者が「こうしてほしい」という思いと，対象者が「こうしたい」という目標設定が，同等の状態で指導しなければ，指導の効率や効果は高まらない．

4. 高次脳機能障害者の運転再開に向けた評価の分析法

　当指定教習所は，2023年末現在，297名（平均年齢53.26歳・標準偏差12.48歳）の高次脳機能障害者に対して評価を行っている．これまでの事例からいえることは，とりわけ高次脳機能の評価について，神経心理学的検査，運転適性検査器，実車評価の3つを前向き・後ろ向きに分析して個々人の運転再開を検討することが，結果として評価の信頼性や妥当性を高めるものと考える．堀川[9]は，運転適性検査器における神経心理学的検査の有効性の検証には，評価のアウトカムとして実際の運転行動を組み入れる必要があると指摘しており，運転再開を検討するためには，3つの評価を関連付けて分析することが重要であるといえる．

　当指定教習所では，これまでの事例などを参考として独自に作成した「症状ごとの実車評価・運転適性検査器・神経心理学的検査の関連に係る見解（Ver1.0）」により，評価結果を前向き・後ろ向きに分析している 表1 ．なお，運転シミュレータを設置している医療機関では， 表1 の実車評価を運転シミュレータ（市街地走行）に置き換えて分析することも可能であると考える．具体的な評価の分析法は症例にて示すことにする．なお，症例の医療機関からの情報提供は，対象者の同意を得て行っている．

【症例1】視野障害や注意障害の影響により運転再開が見送りになった症例[10]

　症例の対象者は70歳代女性である．医療機関からの情報提供によると，対象者は，脳梗塞により右上1/4盲を呈した．また，注意機能や構成能力の低下が認められた．発症6カ月後，当指定教習所が対象者に評価を行った．

　運転適性検査器は，注意配分・複数作業検査にて，画面に呈示された刺激のうち，右上と右下への反応をすることが1回もできず，誤反応数と反応の偏り（左右比）が5段階のうち1であった．

　実車評価は，方向変換（後退）の脱輪や接触を改善することができなかった．このことから，対象者には，後退時に交通事故が発生する可能性が高いことを説明した．また，運転適性検査器にて，画面右側の反応をすることが困難であったことから，医療機関と相談した上で路上の実車評価を提案した．なお，路上の実車評価を提案したのは，運転適性検査器の結果から，右方からの情報をとらえることが困難なのではないかと考え，効率的に評価を行う

表1 症状ごとの実車評価・運転適性検査器・神経心理学的検査の関連に係る見解（Ver1.0）

番号	症状		実車評価（例示）
1	記憶障害	短期記憶	何度も同じ質問をする，目的地や現在地を覚えることができない・忘れる，評価者からの指示や説明を覚えることができない・忘れる
		近時記憶	
2		エピソード記憶	運転したこと自体を忘れる
3		意味記憶	赤信号は「止まる」であるなど基本的な交通ルールを忘れている
4		手続き記憶	運転装置をどのように操作すると走行できるのか忘れている
5	注意障害	選択性注意	信号・標識・標示・車・歩行者・障害物など運転に必要な情報を見落とす・見遅れる・注意を向けることができない
6		持続性注意	時間が経過すると運転パフォーマンスが低下し，危険な運転行動が増加する
7		配分性注意	対向車が接近している状況下で障害物の側方通過するときなど複数に注意を向けることができず危険な運転行動を生じる
8		転換性注意	交通場面や状況が変化しているにもかかわらず対応できない・遅れるため交通場面や状況に対して速度が速すぎる・遅すぎる，本来注意を向けるべきところから注意が逸れるため，危険な運転行動を生じる
9	処理速度低下		交通状況に対してブレーキ操作が遅れる
10	遂行機能障害		途中で複数の場所を経由して目的地までたどり着くことができない，エンジンを始動して発進・進路変更・右左折・後退など目的のある運転行動ができず行き当たりばったりの運転をする，ひとつひとつ指示しないと運転できない，混乱している様子が見られる
11	半側空間無視（左半側空間無視）		信号・標識・標示・左側の車・左側の歩行者・左側の障害物を見落とす・見遅れる・車体左側に安全な間隔を保持できない，道路の左側に寄って走行できない
12	構成能力低下		走行位置が安定しない，車・歩行者・障害物と安全な間隔を保持できない
13	社会的行動障害		感情的な言動がみられる，他の交通に配慮できず自分本位の運転をする
14	失語症（言語理解障害）		標識・標示・車内に表示されている文字や音声などを理解できない，評価者からの指示や説明を理解できない
15	失行		運転装置を正しく取扱いすることが困難
16	視覚失認		運転装置・信号・標識・標示を見ても何かわからない
17	運動麻痺		麻痺のため乗降・運転装置の取扱いが困難
18	運動失調		ペダルやハンドル操作が円滑にできない

運転適性検査器（例示）	神経心理学的検査
何度も同じ質問をする，検査方法を覚えることができない・忘れる	・Standard Verbal Paired-Associate learning test（S-PA） ・Wechsler Memory Scale-Revised（WMS-R） ・Rivermead Bahavioural Memory Test（RBMT） ・Rey-Osterrieth Complex Figure Test（ROCF）[3分後再生]
検査したこと自体を忘れる	
ハンドルは方向を変えるための運転装置であるなど基本的な運転装置の役割を忘れている	
運転装置をどのように操作するのか忘れている	
呈示された刺激に反応できず誤反応数が多い	・Trail Making Test日本版（TMT-J） ・Wechsler Adult Intelligence Scale（WAIS-Ⅲ（-Ⅳ））[符号] ・Clinical Assessment for Attention（CAT）[Visual Cancellation Task] ・Clinical Assessment for Attention-Continuous Performance Test2（CAT-CPT2）
検査が進むにつれて誤反応数が増加する，ハンドル操作検査の練習効果の結果が低値	
注意配分・複数作業検査の結果（平均反応時間・平均反応時間の散布度・誤反応数）が低値	
次々に呈示される刺激に反応が間に合わない・本来注意を向けるべきところから注意が逸れるため，誤反応数が多い	
平均反応時間の結果が低値（反応が遅い）	
	・Frontal Assessment Battery（FAB） ・Wisconsin Card Sorting Test（WCST） ・Behavioural Assessment of the Dysexecutive Syndrome（BADS）
左側に呈示された刺激に対して反応できない・遅れる	・Behavioural Inattention Test（BIT）[通常検査]
	・Rey-Osterrieth Complex Figure test（ROCF）[模写] ・Wechsler Adult Intelligence Scale（WAIS-Ⅲ（-Ⅳ））[積木] ・Kohs Block Design Test
感情的な言動がみられる	
文字や音声による検査説明を理解できない	
運転装置を正しく取扱いすることが困難	
運転装置を見ても何かわからない	
麻痺のため乗降・運転装置の取扱いが困難	
ペダルやハンドル操作が円滑にできない	

表1 症状ごとの実車評価・運転適性検査器・神経心理学的検査の関連に係る見解（Ver1.0）（つづき）

| 19 | 感覚障害 | 乗降・運転装置の取扱いに伴い痺れを訴える |
| 20 | 視野障害 | 信号・標識・標示・車・歩行者・障害物を見落とす・見遅れる |

(注1) 番号1,5,6,7,8,9,10,11,12,13,14,17,18,19,20は事例から経験しているもの，番号2,3,4,15,16は事例として経験していないものの症状から予測されることを記述した．
(注2) 神経心理学的検査は，「脳卒中，脳外傷等により高次脳機能障害が疑われる場合の自動車運転に関する神経心理学的検査法の適応と判断」を引用した．
(注3) 「脳卒中，脳外傷等により高次脳機能障害が疑われる場合の自動車運転に関する神経心理学的検査法の適応と判断」は，記憶障害について，Mini-Mental State Examination（MMSE），Hasegawa Dementia Scale（HDS-R），Raven's Coloured Progressive Matrices（RCPM）の結果，必要に応じてS-PA，WMS-R，RBMT，ROCF［3分後再生］を実施するとしている．

ためであった．

発症7カ月後，路上の実車評価を2時間実施した．対象者は一時停止標識のある交差点から右折するとき，交差道路を右方から接近してくる自動車に進行妨害しようとしたことから補助ブレーキした．その後も，横断歩道に接近し，自車に対して右方から歩行者が横断を開始しているにもかかわらず，停止しようとしないことから補助ブレーキした．また，2時間目の後半，約10分の間に赤信号無視2回，踏切不停止1回を生じたことから，すべて補助ブレーキした．この結果を医療機関に報告したところ，運転再開は見送りになった．

以上の結果から，評価の結果を前向きに分析する．対象者は，視野障害（右上1/4盲）を呈していた．運転適性検査器の結果，注意配分・複数作業検査にて，画面右側の反応をすることが1回もできなかった．路上で実車評価を2時間実施したところ，右方からの自動車や歩行者に対して，進行妨害や歩行者保護不停止が見られた．このことから，対象者は，視野障害（右上1/4盲）と関連する結果を運転適性検査器や路上の実車評価にて生じていた可能性がある．

つぎに評価の結果を後ろ向きに分析する．対象者は，路上の実車評価で2時間目の後半，約10分の間に赤信号無視2回，踏切不停止1回を生じた．運転適性検査器では，ハンドル操作検査にて，練習効果（検査前半と後半の反応比）が5段階のうち1であった．医療機関に問い合わせしたところ，かなひろいテストの後半に見落としが多かったという回答を得ることができた．このことから，対象者は，持続性注意と関連する結果を路上の実車評価，運転適性検査器，神経心理学的検査にて生じていた可能性がある．

乗降・運転装置の取扱いに伴い痺れを訴える	
呈示された刺激に対して反応できない部分がある	

(岩城直幸. 多職種連携による高次脳機能障害者への自動車運転再開支援. 言語聴覚研究. 2023; 20: 95-105.)

【症例2】神経心理学的検査の結果が低値であったものの運転再開できた症例[11]

　症例の対象者は50歳代男性である．医療機関からの情報提供によると，対象者は，脳梗塞により左半側空間無視を呈した．発症5カ月後に実施した神経心理学的検査の結果からは，左半側空間無視に改善がみられたものの，遂行機能，作動記憶，処理速度の低下が認められた．また，セーフティナビ（本田技研工業株式会社）は，3画面のうち，左側の画面に呈示された刺激に対する反応が0.1〜0.2秒遅れるという結果はみられたが，そのほかの単純反応検査，選択反応検査，ハンドル操作検査，注意配分・複数作業検査に低値な結果はみられなかった．

　当指定教習所が実施した運転適性検査器は，ハンドル操作検査の反応の偏り（左右比）が5段階のうち1であったが，そのほかに低値な結果はみられなかった．場内の実車評価は，当初，S型・クランクの左カーブや左曲がり角で左後輪に脱輪がみられたものの，実車指導により改善することができた．路上の実車評価は，1時間実施したが危険な運転行動がみられることはなく，補助ブレーキ，補助ハンドルは1度もなかった．

　以上の結果から，評価の結果を前向きに分析する．神経心理学的検査の結果から，遂行機能障害，作動記憶低下，処理速度低下を考慮して，運転適性検査器と実車評価を行った．運転適性検査器は，検査方法を理解して遂行することができており，下位検査の平均反応時間，平均反応時間の散布度，誤反応数には，低値な結果がみられなかった．路上の実車評価は，進路変更や右左折など目的のある運転行動について，交通量の多い市街地や歩行者の多い生活道路においても，危険な運転行動を生じることなく運転できており，

交通状況に対してブレーキ操作が遅れることは1度もなかった．

　対象者は，ハンドル操作検査（反応の偏り）の結果が低値であった．このことから，ハンドル操作に与える影響を考慮して実車評価を行ったが，ふらつき，ハンドル操作による回避行動に問題はみられなかった．

　医療機関が実施したセーフティナビ（本田技研工業株式会社）の結果から，軽度の左半側空間無視が残存している可能性を考慮して，運転適性検査器と実車評価を行った．運転適性検査器の結果，注意配分・複数作業検査にて，画面4隅のどこかに呈示された刺激を見落とすことなく反応できており，平均反応時間，平均反応時間の散布度，誤反応数に低値な結果はみられなかった．路上の実車評価は，信号・標識・標示，ほかの自動車や歩行者を見落とすことなく運転できており，自車に対して左側から接近してくる自動車や歩行者への対応が遅れることはなかった．なお，実車評価にて最終的に残存した危険な運転行動は見当たらないため，評価の結果を後ろ向きに分析すべき点は見当たらない．

　こうした結果を医療機関に報告したところ，主治医が診断書を作成し，公安委員会による臨時適性検査により運転再開することができた．症例は，神経心理学的検査のみをもって，運転再開を検討することは難しい場合があり得ることを示すものといえる．

まとめ

　本章は，当指定教習所が行っている高次脳機能障害者の評価と指導の方法を概説し，評価の分析法を症例にて示した．実車評価は，神経心理学的検査や運転適性検査器のように全ての対象者に同一の刺激を呈示した上で反応を評価することができないため，定量的な判断基準を設けることは困難である．また，実車評価や運転シミュレータ（市街地走行）の評価は，限られた交通場面や状況を評価していることから，将来的な運転行動を予見するという意味において，適性を評価しているに過ぎない．このことから，実車評価の結果を神経心理学的検査や運転適性検査器と関連付けて，運転再開を検討する必要性が生じる．具体的には，神経心理学的検査，運転適性検査器，実車評価の順番で評価の負荷が増すことから，これら3つの評価を関連付けて前向き・後ろ向きに分析することになる．ただし，対象者によっては，3つの評価結果に必ずしも関連があるとは限らず，運転再開の検討が難しい場合を生じうる．こうした場合には，同年代の健常な運転者を想定し，対象者である高次脳機能障害者の全体像を把握して，多職種連携のもと運

転再開を検討することが必要となる．木を見て森を見ずという欧米由来のことわざがある．また，心理学は，要素を重視するヴントの構成主義からはじまり，全体を重視するウェルトハイマーに代表されるゲシュタルト心理学として発展してきた．このようなことからも，1つの検査結果や運転行動のみをもって運転再開が難しいとしているのであれば，対象者を全体像から検討し直すことが必要であろう．

【文献】

1) 全日本指定自動車教習所協会連合会．高次脳機能障害を有する運転免許保有者の運転再開に関する調査研究委員会報告書．2019; 3-21．
2) 廣實真弓．回復期の評価．In: 廣實真弓，平林直次，編．Q＆Aでひも解く高次脳機能障害．第1版．東京: 医歯薬出版; 2013．p.6-8．
3) 岩城直幸，大谷　亮，堀川悦夫，他．高齢者講習の講習前後における自己評価の変化の検討．日本交通心理学会第83回鶴岡大会発表論文集．2018; 24-27．
4) 岩城直幸，外川　佑．高齢運転者に反復的な実車指導を実施することによる運転行動の変容．日本交通心理士会第18回千葉大会発表論文集．2021; 9-12．
5) 岩城直幸，大谷亮，佐藤卓也，他．高次脳機能障害を有する運転免許保有者の運転再開に向けた実車評価に関する検討．第4回日本安全運転医療研究会．2019．
6) 日本高次脳機能障害学会 Brain Function Test 委員会，運転に関する神経心理学的評価法検討小委員会．脳卒中，脳外傷等により高次脳機能障害が疑われる場合の自動車運転に関する神経心理学的検査法の適応と判断．高次脳機能研究．2020; 40: 291-6．
7) 大谷　亮．GROWモデル．In: 太田博雄，編．コーチングによる交通安全教育．第1版．京都: ナカニシヤ出版; 2018．p.19-35．
8) O'Connor J, Lages A. GROWモデル．In: 杉井要一郎，編．コーチングのすべて．第1版．東京: 英治出版; 2012．p.82-8．
9) 堀川悦夫．交通事故の潜在的リスク検出のための運転可否判断と評価手法．In: 上村直人，池田　学，編．高齢者と認知症の自動車運転．東京: 中外医学社; 2018．p.8-12．
10) 岩城直幸．教習指導員が右上1/4盲と注意機能低下を呈している脳梗塞患者に評価して検討した事例．第5回日本安全運転医療研究会．2021．
11) 岩城直幸，外川　佑，森口みどり，他．高次脳機能障害者に対して医療機関と自動車教習所が積極的介入したことにより運転再開になった症例．第3回日本安全運転医療研究会．2019．

〈岩城直幸〉

第15章 運転再開に有効な車両改造の例

　日々の生活で自動車運転を行っている方が，事故や疾病あるいは高齢化に伴う身体機能全般の衰えなどにより運転が困難になった場合，運転補助装置の付いた車両を購入したり機能不全に応じた車両内装置の改造などを行うことで，運転再開が可能となる場合は多い．これらの改造内容としては，運転補助装置，運転者の乗降支援装置および車いすの搬入出装置の取付けなどがあげられる．車両改造は車両発注時の各メーカー製造過程でのメーカーオプションとして行われるが，メーカーでは補えていない運転者側のニーズなどの小規模改造をディーラーオプションとして行う場合も少なくない．いずれも利用者の機能変化に応じた改造ではあるが，これまでの運転経験やこれからの運転環境にも配慮し，「使い慣れる」，「使いこなす」ことを意識し，常に『人』を基準として考える必要がある．

1. 運転補助装置

　自動車運転の操舵，加減速および各種周辺装置の操作は，安全な運転操作には不可欠な要素である．また適切な運転姿勢保持装置も走行時の外乱から安全運転を保障するものといえる．

　運転操作に関しては，松尾ら[1]が身体機能別運転装置として示しているが，それを参考にして運転者の障害部位（四肢機能）により困難となる操作内容と，それに対応してどのような運転補助装置が適用されているか，国産右ハンドルのオートマチック車の運転を例に，障害部位と対応する運転補助装置の関係を 表1 に示す．大まかにいえば，四肢のうち少なくとも二肢に障害がなければ，さまざまな運転補助装置を適合することにより運転は可能と思われる．

　以下に，障害部位に対応した各種運転補助装置について， 表1 の第1行目番号に沿い，その概要および改造事例を紹介する．なお，表中各装置の名称については開発企業により個別に異なる場合が多く，同一の機能をもつ装置の仮称である．

(1) 左下肢のみに障害がある場合はほとんど改造の必要はなく，足踏式駐車ブレーキがある車種でのみ，①左上肢操作が可能な駐車ブレーキ延長レバー[2] 図1 を取付ける．
(2) 右下肢のみに障害がある場合は，右下肢操作を左下肢に移行するための①左アクセルペダル 図2 を取付ける．
(3) 左上肢のみに障害がある場合は，①右上肢のみでの操舵を可能とするステアリング旋回ノブを取付ける．ステアリング旋回ノブにはさまざまな形状が選択でき，着脱可能なものや各種スイッチを組込んだものや握力がなくても把持できるものもある[3] 図3 ．②ウインカー，ライト切替，クラクションなどの上肢操作スイッチ類は下肢操作できるようにも変更できる．
(4) 右上肢のみに障害がある場合は，①左上肢のみでの操舵を可能とする丸型ステアリング旋回ノブ（図3 左上）を取付け，②左ウインカー延長レバー 図4 を取付ける．

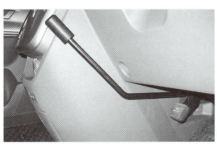

図1 駐車ブレーキ延長レバー
㈲フジオート ホームページより[2]

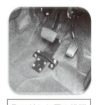

図2 左アクセルペダル，および右アクセル誤操作防止のカバープレート（自験例）

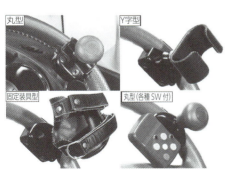

図3 さまざまな形状のステアリング旋回ノブ
㈱ミクニ ライフ＆オート ホームページより[3]

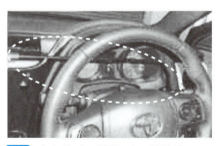

図4 左ウインカー延長レバー（自験例）

表1 障害部位と対応する運転補助装置

障害部位		(1) 左下肢	(2) 右下肢	(3) 左上肢	(4) 右上肢	(5) 両下肢	(6) 両上肢	(7) 左上肢 左下肢	(8) 右上肢 左下肢	(9) 左上肢 右下肢	(10) 右上肢 右下肢	(11) 手指 両下肢	(12) 上肢全般 両下肢
困難な操作		駐車ブレーキ	アクセル ブレーキ	操舵 (片手) ワイパー 駐車ブレーキ	操舵 (片手) ライト ウインカー	アクセル ブレーキ 駐車ブレーキ	操舵 ライト ウインカー ワイパー	操舵 (片手) ワイパー 駐車ブレーキ	操舵 (片手) ライト ウインカー 駐車ブレーキ	操舵 (片手) アクセル ブレーキ ワイパー	操舵 (片手) アクセル ブレーキ ライト ウインカー	アクセル ブレーキ 駐車ブレーキ ライト ウインカー	操舵 アクセル ブレーキ ライト ウインカー ワイパー
対策の概要		左下肢操作を左右上肢に 駐車ブレーキを上肢操作に	右下肢操作を左右上肢に 駐車ブレーキを上肢操作に	右上肢操作 左右上肢操作を左下肢に	左右上肢操 左右上肢操作を左下肢に	右上肢操舵 両下肢操作およびスイッチ操作を左上肢に	両上肢操作を両下肢に (Honda・フランツシステム)	右上肢操舵	左上肢操舵	右下肢操作を左下肢に 駐車ブレーキを上肢操作に	左上肢操舵 右下肢操作を左下肢に 駐車ブレーキを上肢操作に	両下肢障害の対策に加え指を使わず操作できる対策	残存機能で操作できる専用車両の導入
装置名	駐車ブレーキ延長レバー	○	○			○		○	○	○	○		
	〃 (ブラケット付)											○	

運転再開に有効な車両改造の例

装置名									
右側駐車ブレーキ					○				
左アクセルペダル	●								
ステアリング旋回ノブ			●		●	●			
〃（固定装具付）			○						
〃（各種SW付）			●		●				
左ウインカー延長レバー					○				
右ワイパー延長レバー				○					
手動運転補助装置			●	●	○	●			
足操作ウインカーSW		○							
足操作ライト切替SW		○							
足操作クラクションSW		○							
足操作駐車ブレーキ		○							
足動運転補助装置		●							
操舵・加減速用ジョイスティック							●		
加減速用ジョイスティック								●	
小径ステアリング									●
環境操作スイッチ群（ウインカー、ライト、ワイパー、駐車ブレーキ、etc.）							●	●	●

状況に応じて適切なものを選択→

国産右ハンドルのオートマチック車を使用した場合。●：必要な装置、○：あれば便利な装置

(5) 両下肢に障害がある場合は，①両下肢操作を左上肢に移行するため手動運転補助装置 図5 を取付ける．加減速を片手で行える手動運転補助装置には，②ウインカー，ライト，そのほかのスイッチが組込可能であり，③反対側手での操舵を可能とする丸型ステアリング旋回ノブを取付け，必要に応じ駐車ブレーキ延長レバーを取付ける．

(6) 両上肢のみに障害がある場合は，操舵をはじめ①全ての操作を下肢で行うことを可能とする，Honda・フランツシステム[4]とよばれる足動運転補助装置 図6 付車両を導入することができる．

(7) 右上下肢に障害がある場合は，①左上肢のみでの操舵を可能とするステアリング旋回ノブを取付け，②左ウインカー延長レバーを取付ける．また，③右下肢操作を左下肢に移行するため左アクセルペダルを取付け，④ライト切替，クラクションなどの上肢操作スイッチ類も各種スイッチ付ステアリング旋回ノブ（図3 右下）にしたり，左下肢操作できるよう変更する．

(8) 左上下肢に障害がある場合は，①右上肢のみでの操舵を可能とするステアリング旋回ノブを取付け，②ウインカー，ライト切替，クラクションなどの上肢操作スイッチ類も各種スイッチ付ステアリング旋回ノブにしたり，③右下肢操作できるよう変更する．また，④駐車ブレーキは右下肢操作できるよう変更する．

(9) 右上肢および左下肢に障害がある場合は，①左上肢のみでの操舵を可能とするステアリング旋回ノブを取付け，②左ウインカー延長レバーを取付ける．また，③駐車ブレーキは右下肢操作できるよう変更する．

(10) 左上肢および右下肢に障害がある場合は，①右上肢のみでの操舵を可能とするステアリング旋回ノブを取付け，②ウインカー，ライト切替，クラクションなどの上肢操作スイッチ類は左下肢操作できるよう変更する．また，③

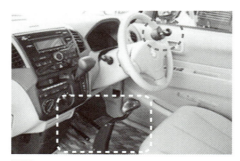

図5 手動運転補助装置（下破線部）とステアリング旋回ノブ（上破線部）の組合せ（自験例）

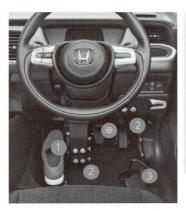

① 足用ステアリングペダルユニット（ステアリングギアボックス）
② 足用コンビネーションスイッチ
③ 足用シフトペダル
※ 足用ステアリングペダルユニット（ブレーキロック）
「ブレーキロック」を押しながらブレーキペダルを踏むと，ブレーキがロックされ，再びブレーキペダルのみを踏むと解除になります．シフト操作を安心して行えます．

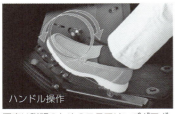

① 足用ステアリングペダルユニット（ステアリングギアボックス）
ペダルに装着された靴をはき，自転車のペダルをこぐように回せばハンドルは左に回ります．その逆に回せばハンドルは右に回ります．
ステアリングペダルを取り外すことで，標準車両と同じようにハンドルを使って運転することもできます．

写真は説明のためのステアリングギアボックスを取り外し，操作状態を再現したものです．

図6 足動運転補助装置（Honda・フランツシステム）
本田技研工業㈱ホームページより[4]

　右下肢操作を左下肢に移行するため左アクセルペダルを取付ける．
(11) 両下肢に障害があり両上肢の手指の力も充分でない場合，(5) の①手動運転補助装置に加えて，②旋回中に手が外れないような固定装具の付いた旋回ノブ（図3 左下）を付けたり，③セレクトレバーや④駐車ブレーキレバーの解除ボタンを外すブラケット[5] 図7 を付ける．
(12) 両下肢に障害があり両上肢の操作力や可動域にも制限がある場合，①操舵・加減速用のジョイスティックや②小径ステアリング[6] が統合された輸入車システム 図8 を導入する例もある．
　これらの対応のほかにも，車種によって装置の装備状況や配置や取付方法は異なっており，また，運転者の障害状況や希望する操作方法なども異なるため，それに応じた形での補助装置の付加あるいは装置の改造が必要となる．

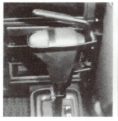 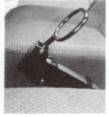

図7　セレクトレバーブラケット（図左）と駐車ブレーキレバーブラケット（図右）

㈱ミクニ　ライフ＆オート　ホームページより[5]

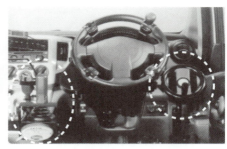

図8　加減速用ジョイスティック（左破線部）と操舵用小径ステアリング（右破線部）

㈱ミクニ　ライフ＆オート　ホームページより[6]

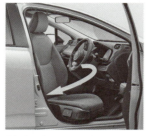

図9　運転席回転シート装備車（トヨタ アクア）

トヨタ自動車㈱　ホームページより[7]

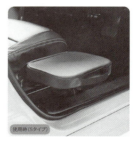

図10　トランスファーボード（サイドサポート）

㈱ミクニ　ライフ＆オート　ホームページより[8]

2. 運転者の乗降支援装置および姿勢保持具

　運転席乗降時にバランスを崩しやすい場合には，運転席が外側回転する機構の付いた車両[7]　図9　を選択したり，車いす使用者で乗降時に車いすと運転席間の隙間に臀部が引掛かる場合には，隙間を埋めるトランスファーボード[8]　図10　を使い，安全な乗降支援を行う．また，路面振動や旋回時の遠心力などの走行時外乱から，適切に運転姿勢保持を行う体幹固定ベルトや4点シートベルト，四肢の一部欠損や低身長などによるシートの隙間などを埋めるクッション類　図11　も姿勢を保持して安全運転を保障するものである．

3. 車いすの搬入出装置

　車いす使用者では運転席への乗車後に車いすを自動車に積込むことになるが，上肢筋力や体幹機能が十分でない場合には積込み支援装置が必要となる．車いす

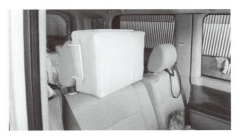

図11 ヘッドレスト延長のためのクッション（自験例）

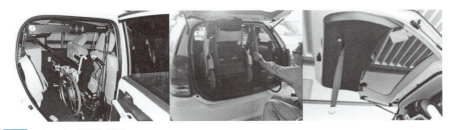

図12 車いすの搬出入装置
左：運転席側後部ドアからの積込み，中：バックドアからの積込み，右：バックドア閉鎖用スリング（自験例）

の収納は後部側シート（**図12**左）や車外ルーフ上，また，車いすを降りて一部歩行可能者であればバックドアから荷室への積込み（**図12**中・右）などが可能である．

4. 安全運転サポート車[9)]をはじめとする運転支援システムとの併用

　近年推し進められている安全運転サポート車の普及啓発は，リスク状態の事前察知や誤操作による事故の回避など全てのドライバーにとっても有用であるが，障害をもつドライバーにとってはより大きい恩恵を与えるものと考えられる．すでに一般化しているドライブレコーダによる目的地案内，バックモニタによる後部安全確認，バックセンサーによる後部障害物検知機能など，技術の進歩により障害をもつドライバーの運転操作の壁を減少させ，運転再開の道を広げている．

　新しく自動車を購入する場合はさまざまな運転支援システムを検討し，ニーズに合った車種を導入することによりさらに安全な運転が期待できるが，既存の車

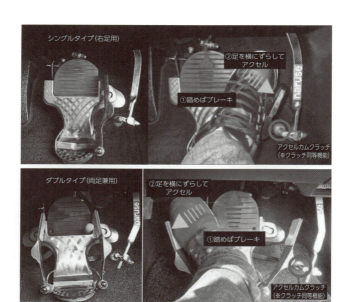

図13 ワンペダル（上：右足用、下：両足兼用）
ナルセ機材㈲ ホームページより[10]

両を継続して利用する場合などには，アクセルとブレーキの踏み違いを回避する装備として，ワンペダル[10] 図13 が市販されている．

当初は身体障害の状況に応じた補助手段として開発研究されてきた運転補助装置であるが，近年，高齢者によるブレーキ操作間違いや道路逆走などによる事故の顕在化に伴い，認知機能低下に対する支援も求められており，今後の運転支援システム開発の大きな課題となっている[11]．

おわりに

本稿では，事故や疾病あるいは高齢化に伴う身体機能全般の衰えなどにより運転が困難になった場合の，自動車運転再開のための装備や車両改造について，改造事例なども交えながら紹介した．操作部位を下肢から上肢へあるいは右手から左手に置き替える場合は，大きな機構の変更が求められる場合が多く，自動車メーカーのオプションとして提供される場合が多い．

一方，衰えた機能（筋力低下，関節可動域低減など）を維持しながら同じ部位で操作を行う場合には，操作部分の面積を広げたり，操作部が外れにくいように

滑りにくくしたり，大まかな動作で操作できるよう工夫したり，身体を支える部分を付加したりなど，さまざまな小規模改造を行う場合も少なくない．

　自動車運転は利用者の経済活動，健康維持，生き甲斐保障などと密接に関わっている．高齢ドライバーは今後もさらに増加が見込まれており，地域での福祉車両取扱事業者の担う役割が大きいと思われる．また，自動車改造のみならず，自動車運転期間の延伸，公共交通期間の活用を含む免許証返納後のモビリティの維持，運転免許不要のモビリティ機器，そして機能低下に対応した移動支援機器の連携など，モビリティを維持するための情報提供や関係者間の調整を行うコーディネーター養成が求められている．

　注１：図においての自験例は，筆者の一人の川島が施工した改造を示している．
　注２：本項目に掲載している製品写真は，転載許可をいただいた製造メーカーのものです．
　　　　あくまで一例となっており，その他のメーカーの製品もございます．
　　　　掲載の製品を推奨するものではございませんので導入の際は十分ご検討ください．

【文献】

1) 松尾清美，小林博光．自動車運転用装置．総合リハ．2008; 36: 501-4.
2) フジオート．手動サイドブレーキレバー．https://www.fujicon.co.jp/seihin/07_1.html（参照 2023-4-20）
3) ミクニ　ライフ＆オート．サポート用品旋回ノブ https://www.mikuni-la.co.jp/welfare-vehicles-find-product/ サポート用品旋回ノブ（参照 2023-4-20）
4) 本田技研工業．福祉車両｜Honda・フランツシステム．https://www.honda.co.jp/welfare/purpose/for-drive/both-arms.html（参照 2023-4-20）
5) ミクニ　ライフ＆オート．レバー補助用品．https://www.mikuni-la.co.jp/welfare-vehicles-find-product/ サポート用品片手・両手が不自由な方（参照 2023-4-20）
6) ミクニ　ライフ＆オート．ジョイ・カー 丸ハンドル仕様．https://www.mikuni-la.co.jp/welfare-vehicles-find-product/ ジョイスティック運転装置（参照 2023-4-20）
7) トヨタ自動車．アクアターンチルトシート．https://global.toyota.jp/（参照 2024-7-20）
8) サイドサポート．㈱ミクニ　ライフ＆オート．https://www.mikuni-la.co.jp/welfare-vehicles-find-product/%E3%82%B5%E3%83%9D%E3%83%BC%E3%83%88%E7%94%A8%E5%93%81%E7%A7%BB%E4%B9%97%E8%A3%9C%E5%8A%A9
9) 経済産業省．安全運転サポート車．https://www.safety-support-car.go.jp/（参照 2023-4-20）
10) ナルセ機材㈲．ワンペダル．http://www.onepedal.co.jp/products/（参照 2023-4-20）
11) 堀川悦夫．高齢ドライバーの安全運転．総合リハ．2022; 50: 1177-84.

〈井手將文，川島正輝，堀川悦夫〉

第16章 自動車運転にかかわる社会制度

　近年，高齢者の免許返納が推進されているが，警察庁が発表している「運転免許統計」によると，2019年度までは返納率は高まっていたが，最近では減少傾向となっている．新型コロナウイルスによる影響も指摘されているが[1]，そのような突発的な要因だけではなく，根本的な問題が潜在していると考えている．つまり，高齢者にとって免許返納をしても安心して暮らし続けられる地域になっているか，という問題である．残念ながら，そのような生活環境が全国津々浦々に整備されているかとは言い難い．高齢という理由だけで免許の返納を求められても，その後の生活に支障をきたすのであれば，免許返納を躊躇することは当然である．

　日常生活における目的地までの徒歩以外の移動手段として，移動距離が長い場合は公共交通機関を利用するか，自分自身や家族が自家用車などを用いて移動するか，もしくは近隣の住民などに送迎してもらって移動するかの3つに大別できる．公共交通機関は主に電車・バス・タクシーを指すが，残念ながら全国的にも供給体制が低下している傾向にある．表1 に，電車・バスの営業移動距離を新型コロナウイルスの影響が弱かった2019年度までの過去5年間の推移を整理してみた．路線数・本数が変わらなければ，この数値はそれほど大きな変化はないはずだが，傾向として，特にバスが減少していることが確認できる．

　また，タクシーは車両数の減少が顕著である（図1 参照）．これは，法的な台

表1　電車およびバスの営業移動距離数の推移（コロナ前5年間の推移）

年度	鉄道延日当たり距離数（旅客）単位：キロ	バス　年間実車距離数　単位：千キロ
2015	7,319,556	2,729,947
2016	7,337,374	2,716,437
2017	7,334,051	2,704,407
2018	7,274,451	2,677,998
2019	7,291,756	2,620,391

※鉄道のデータは国土交通省「鉄道統計年報」[2]における各年度の「運輸成績表（延日キロ，人（トン）キロ，平均数）」より抽出
※バスのデータは国土交通省「自動車輸送統計年報」[3]における各年度の「旅客輸送量（人員・人キロ・能力人キロ・実車キロ）」より抽出（貸切は除く）

数抑制の影響[※1]にもよるが,福祉輸送事業限定許可[※2]車両は微増状態であるのに対して,タクシー車両数全体をみると減少傾向にある.電車・バスと比較してタクシーは個別輸送が主体である半面,運賃は高めである.福祉目的として障がい者利用割引や自治体からタクシー券の配布などの施策もあるが,普段の日常生活の中で気軽に活用するのは難しい側面がある.特に,都市部と地方部ではタクシーの供給体制を含めて大きな隔たりがある.

公共交通機関が日常生活の移動を支えられないのであれば,「互助」的な形で支えていくしかない.それを具現化した制度が道路運送法に定められた「自家用有償旅客運送」であり,また,この道路運送法にも適用されない運送形態である「許可・登録を要しない輸送」が,これに該当する.本章では,この「自家用有償旅客運送」と「許可・登録を要しない輸送」を中心に,住民同士が自家用車を使用して移動困難者の移動を支えていく制度の仕組みや,その課題について論じていく.

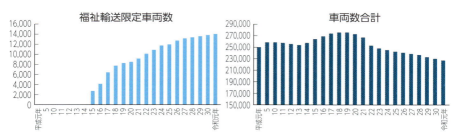

図1 タクシー車両数の推移
(全国ハイヤー・タクシー連合会「全国の事業者数及び車両数の推移」[4]を参考に作成)

※1:「特定地域及び準特定地域における一般乗用旅客自動車運送事業の適正化及び活性化に関する特別措置法」に基づき指定される特定地域および準特定地域は,供給輸送力の削減をしなければ事業の健全な経営並びに輸送の安全および利用者の利便を確保することが困難または困難となるおそれがあるとして,特定地域計画または準特定地域計画に基づき車両数の削減・適正化を進めている.

※2: 業務の範囲を福祉輸送サービスに限定した一般乗用旅客自動車運送事業.「福祉タクシー」「介護タクシー」と呼ばれることもあり,乗客は要介護高齢者や障がい者などに限定されている.介護保険と連動しているかどうかは問われない.

1. 自家用自動車を活用した運送形態の仕組み

1) 自家用有償運送とは

　従来，営業用車両（緑ナンバー）や，第2種運転免許を持たずに人を載せて運賃を取るのは通称「白タク行為」とよばれているが，2006年に道路運送法が改正され，自家用自動車（白ナンバー）であっても第1種運転免許であっても，所定の条件を満たせば利用者から運賃を得ることが可能となる仕組みが制度化された．これを「自家用有償旅客運送」という．

　この自家用有償旅客運送には具体的に2つの種別があり，1つは高齢者や障がい者などの移動困難者の利用を目的とした「福祉有償運送」と，もう1つは公共交通機関が充足していない過疎地域や交通空白地域での住民の利用（利用対象者は限定されない）を目的とした「交通空白地有償運送」である．

　この2つの共通点としては，運営主体は特定非営利活動法人や社会福祉法人などの非営利法人[註3]であることが必要であり，さらに，市町村等で設置する「運営協議会」または「地域公共交通会議」で委員による協議が調うことが求められていることがあげられる．運転者は原則として国土交通省の認定講習の受講が必要であり[註4]，また，運賃に該当する「運送の対価」は，区域を決めて行う輸送の場合，タクシー料金の概ね8割が上限額の「目安」，路線を定める場合は，バス運賃が目安とされている．

　主な相違点は，対象となる利用者の違いと，使用車両である．

　利用者の定義については，道路運送法施行規則で以下のように定められている．

＜福祉有償運送＞
・身体障害者福祉法第4条に規定する身体障害者
・精神保健及び精神障害者福祉に関する法律第5条に規定する精神障害者
・障害者の雇用の促進等に関する法律第2条第4号に規定する知的障害者
・介護保険法第19条第1項に規定する要介護認定を受けている者

[註3] 道路運送法施行規則では，自治体のほか，特定非営利活動法人，一般社団法人又は一般財団法人，地方自治法に規定する認可地縁団体，農業協同組合，消費生活協同組合，医療法人，社会福祉法人，商工会議所，商工会，労働者協同組合，営利を目的としない法人格を有しない社団が対象となっている．

[註4] 2種免許取得者や介護関連の資格を保持することで免除される仕組みもある．

- 介護保険法第19条第2項に規定する要支援認定を受けている者
- 介護保険法施行規則第140条の62の4第2号の厚生労働大臣が定める基準に該当する者（いわゆる「基本チェックリスト該当者」）
- その他肢体不自由，内部障害，知的障害，精神障害その他の障害を有する者

＜交通空白地有償運送＞
- 地域住民
- 観光旅客
- その他の当該地域を来訪する者の運送

　また，使用できる車両については，福祉有償運送は乗車定員10名以下であるのに対して，交通空白地輸送は制限がない．11名以上（大型免許）でも可能である．

　実態としては，運営法人や対価に非営利性が求められていることから，活動しようとする団体はボランティア精神をもった住民が団体を設立して主体的に活動するか，もしくは福祉系の事業を実施している非営利団体が利用者の移動・外出の利便性を高めるために実施するか，概ねこの2パターンに該当することが多い．

2) 許可・登録を要しない輸送とは

　もう1つの運送形態は，道路運送法の許可や登録を必要としない「許可・登録を要しない輸送」である．これは国土交通省の通達である「道路運送法における許可又は登録を要しない運送に関するガイドラインについて」（令和6年3月1日国自旅第359号）に示された運送形態であり，利用者から徴収できる「利用料」として，主に以下の4点を示している．

- 利用者からの任意の謝礼
- 運送にかかった実費相当分の費用
※この場合の「実費」とは燃料代，道路通行料，駐車場料金，自賠責保険・任意保険を除く保険料，当該運送のために発生した車両借料（レンタカー代）を指す．
※提供されるメインのサービスが有償であっても，当該サービスの利用者へ付随的に提供される運送について，無償もしくは上記の「実費」相当分の範囲内で収受する場合は「許可・登録不要」．例えば介護施設の送迎等．
- 運送の対価以外の費用（例えば会費など）
- 団体への運営費として行政から受ける補助金

この「許可・登録を要しない輸送」の基本構造は，徴収できるのは運送行為に対するガソリン代などの実費の範囲での徴収か，もしくは謝礼程度の金銭・物品などとなっている．運転者の人件費を利用料から充当することは想定されていない．そのため，多くの場合，運転者は無償ボランティアとなるが，行政からの活動団体への補助金（タクシー券などの行政が利用者の運送費用を代わりに支払う補助は除く）や，活動団体の会費および他事業収入などを運転者の人件費・謝礼に充てることは可能としている．つまり，利用者から収受する利用料金が運転者の人件費に充当しなければよい，という仕組みである．

　この運送形態は，いわゆる近隣住民などによる互助的な活動の際には有効な手段になり得る．自家用有償旅客運送と比較すると，活動団体の法人格の取得や自治体への申請，協議，登録などの手間はなく，道路運送法の管轄範囲でもない．手軽さがある半面，事業性の確保は乏しく，ボランティア精神がなければ活動の維持は難しい．近年，介護保険法における介護予防・日常生活支援総合事業（以下「総合事業」という）を活用した展開（訪問B，訪問Dの活用）が進められており，複合的な制度の活用による活動の推進が進められている．

　なお，国土交通省は高齢者の移動手段を確保するために必要となる福祉や交通の制度，事業モデルについて解説した「『交通』と『福祉』が重なる現場の方々へ～高齢者の移動手段を確保するための制度・事業モデルパンフレット」の改訂版を2022年3月に発行した．この中に，自家用有償旅客運送と許可・登録を要しない輸送の活用について，補助金や総合事業を活用した運用事例なども掲載されている．国がこのようなパンフレットを発行する背景には，公共交通の縮小・撤退などが進行している中で，自治体や交通事業者だけでなく市民も一緒になって地域の移動ニーズを支えていかなければならない状況がある．移動の問題は，都市・地方に限らず，日本全体の課題といっても過言ではない．

3）登録数の推移と課題

　自家用有償旅客運送や許可・登録を要しない輸送の実施状況だが，許可・登録を要しない輸送はそもそも「許可・登録」制度ではないので，その実数の統計的な把握は不可能である．そのため，ここでは自家用有償旅客運送について整理する．

　自家用有償旅客運送は2021年3月現在，登録している団体数は全国で3,137団体にのぼる．このうち，福祉有償運送は2,502団体，交通空白地有償運送は635団体である．また，使用されている車両数は18,643台となっている．

　制度化された2006年からの登録数をみると，実は15年間の推移はほとんど

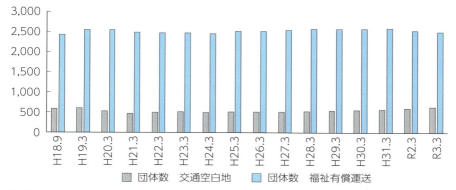

図2 自家用有償旅客運送の登録団体数の推移（2006.9～2021.3）
(国土交通省「自家用有償旅客運送登録団体数・車両数・登録件数（運輸支局別）」[5]を年度別に集計)
旧：市町村運営有償運送（交通空白）は「交通空白地」に，旧：市町村運営有償運送（福祉）は，「福祉有償運送」に分類した．

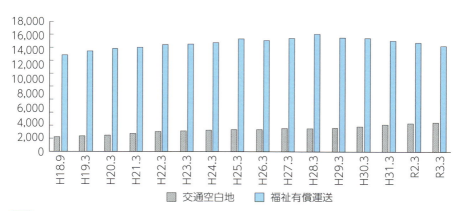

図3 自家用有償旅客運送の車両数の推移（2006.9～2021.3）
(国土交通省「自家用有償旅客運送登録団体数・車両数・登録件数（運輸支局別）」[5]を年度別に集計)
旧：市町村運営有償運送（交通空白）は「交通空白地」に，旧：市町村運営有償運送（福祉）は，「福祉有償運送」に分類した．

変わっていない．むしろ，福祉有償運送の団体数は減少傾向である（図2 図3参照）．タクシーの車両数の推移については前述したとおりであり，つまり，道路運送法に定められた個別輸送の供給体制は停滞しているのが現状である．全国的な高齢者数の増加を考えると，個別輸送の供給整備は重要な課題である．高齢者に限らず，障害者手帳の取得者数の増加や公共交通機関の減少傾向を見ても，交通問題は生活課題そのものである．

2. 公共交通機関と地域の移動ニーズとの乖離と自助・互助の運送形態の推進

1) 移動困難者の発生要因

　自家用有償旅客運送では法的に利用対象者を整理しているが，実際に地域の中で存在する移動困難者は単に交通空白地であることや身体的・精神的な理由だけて移動困難になっているわけではない．

　図4 では，移動困難となる要因のイメージを6つに整理した．「身体的要因」，「精神的要因」は福祉有償運送で定義されている対象者像そのものであるが，これに該当する人であっても，次にあげている「住環境要因」や「交通環境要因」が整備されていれば，移動困難者には該当しないことも想定される．例えば，住宅や訪問先施設のバリアフリー化が進んでいたり，障害に合わせた移動機器や福祉車両などの移動手段が確保されたりしていれば，移動の問題の改善に大きくつながっていく．

　また，身体的・精神的に困難要因がなかった場合でも，交通環境がなければ移動困難者になる可能性もある．例えば自宅から300m以内にバス停があるかどうかで，高齢者によっては要介護状態の有無に限らず移動困難かどうかが変わってくる．加えて，一人で外出できない人にとっては「人的要因」も大きな要素となり得る．ホームヘルパーやガイドヘルパー，もしくは家族によって歩行介助などができれば，移動・外出が自由にできる場合もある．このように，当事者本人に身体的・精神的な要因があるにせよ，外的環境の整備によって移動困難な状態を

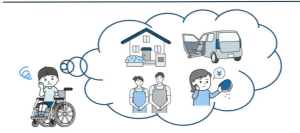

図4　「移動困難者」となる要因

改善させることは可能である．逆にいうと，外的環境が整備されていないのであれば，移動可能な状態であっても移動困難に陥る可能性もある．

そして，最後にあげた「経済的要因」も重要な要素である．電車・バスという低額な移動手段が確保できない場合，タクシーであればドアツードアで対応してもらえるが，移動距離によっては高額となり，断念せざるを得ないケースが生じることもある．福祉有償運送の運送の対価は「タクシー料金の概ね1/2が目安」とされていてタクシーより低額にはなるが，供給体制は前述したとおりであり，地域の中で十分に整備されているわけではない．「移動」は，誰もが保障される権利であるべきだが，現在の日本における社会保障や公共交通機関などの整備状況では，残念ながら保障されているとはいえない状況である．

私の所属している特定非営利活動法人全国移動サービスネットワークでは，移動サービスの対象者を「何らかの理由により移動に困難を伴う人，公共交通機関を使用するのが困難な人」としている[6]．移動困難者の困難要因は多様であり，その状況に応えるためには移動手段が選択できることが重要である．その環境整備が，今の日本における重要な課題といえる．

2) 地域ごとで考える公共交通機関の対応範囲と自助・互助の必要性

図5は，縦軸が人口密度，横軸が移動困難度を示し，その中で公共交通機関や自家用有償旅客運送の活動領域をイメージした図である．公共交通機関と，自家用有償旅客運送である「福祉有償運送」，「交通空白地有償運送」の3つの領域は，住んでいる地域によって，その大きさは変わってくる．たとえば，大都市部であれば公共交通機関の領域がより大きくなり交通空白地有償運送はなくなる．一方，過疎化が進んでいる地方部の場合は公共交通機関の領域は小さくなり，福祉有償運送や交通空白地有償運送も整備状況によって領域の大きさは違ってくる．

地域によって，この活動領域の大きさはさまざまだが，都市部であっても地方部であっても，変わらないことが1つある．それは，公共交通機関や自家用有償旅客運送で対応できない領域は，「自家用車での自走」や「家族送迎」，そして「許可・登録を要しない輸送」が対応している，ということである．公共交通機関が撤退している地域では，マイカーがなければ生活できないところもある．さらに，公共交通機関が一定程度整備されている地域であっても，外出先の事情（例えば通院等の予約時間など）によっては公共交通機関が活用しにくい場合もある．そうなると，マイカー（白ナンバー）による移動に頼る状況が自然に生まれてくる．

自走や家族送迎が対応可能であれば，外出先までの移動手段はそこで完結できるが，現在，日本の世帯構成をみても，家族が対応できる状況は減少しているこ

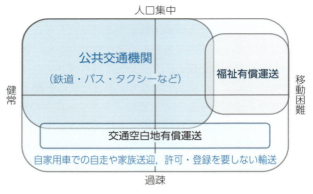

図5 移動手段の活動領域（イメージ）

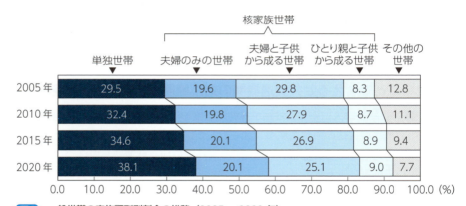

図6 一般世帯の家族類型別割合の推移（2005〜2020年）
（「令和2年国勢調査 人口等基本集計結果 結果の概要」（総務省統計局）〈https://www.stat.go.jp/data/kokusei/2020/kekka/pdf/outline_01.pdf〉[7]）

とがわかる．図6に日本の世帯構成の推移[7]を示したが，この15年間で「単身世帯」の割合が「夫婦と子供から成る世帯」を超えて，全体の約4割を占めるようになった．少子化や単身世帯の割合の増加に伴って，家族による支援は期待できない状況が広がっていると考えたほうがよい．公共交通機関の供給体制が低下し，かつ，家族対応も低下傾向が見受けられる中では，自家用有償旅客運送や許可・登録を要しない輸送は市民の生活を支える重要な役割を担うことになるだろう．今後も高齢者数は増加し続け，高齢化率も高くなる．高齢者の孤立・孤独化を防ぎ，誰も取り残さない地域を作る意味でも市民が移動・外出支援に，主体的に関わることは，重要である．

まとめ

　日常生活の基盤となるべき公共交通機関の体制整備が低下している中で，自家用有償旅客運送と許可・登録を要しない輸送の仕組みは今後さらに必要性が高まることは間違いない．現に，前述した「『交通』と『福祉』が重なる現場の方々へ～高齢者の移動手段を確保するための制度・事業モデルパンフレット」でさまざまな活動事例が紹介されているように，移動困難者に対する移動手段の確保は地域の中での創意工夫によって生み出していかなければならない状況である．これは，支援団体だけが考えるのではなく，自治体や交通事業者も一緒になって検討していくべきであり，特に，自治体の責任と役割は非常に大きいといえる．官・民が一体となった展開が，これからの移動問題を解決する大事なテーマである．

【文献】

1) 村松容子．高齢者の免許返納は2年連続減少〜5月からは「運転技能検査」「サポカー限定免許」導入．ニッセイ基礎研究所．2022-05-11. https://qr.paps.jp/82kZY（参照 2022年8月29日）
2) 国土交通省．鉄道統計年報．https://www.mlit.go.jp/tetudo/tetudo_tk6_000032.html
3) 国土交通省．自動車輸送統計年報．https://www.e-stat.go.jp/stat-search/files?page=1&layout=datalist&toukei=00600330&kikan=00600&tstat=000001078083&cycle=8&year=20211&month=0&result_back=1&result_page=1&tclass1val=0
4) 全国ハイヤー・タクシー連合会．全国の事業者数及び車両数の推移．http://www.taxi-japan.or.jp/pdf/toukei_chousa/jigyousya_syaryou_suiir2.pdf
5) 国土交通省．自家用有償旅客運送登録団体数・車両数・登録件数（運輸支局別）．
6) 全国移動サービスネットワーク，編．移動サービス 認定 運転者講習テキスト（2021年度改訂版）．東京：全国移動サービスネットワーク；2022.
7) 「令和2年国勢調査 人口等基本集計結果 結果の概要」（総務省統計局）（https://www.stat.go.jp/data/kokusei/2020/kekka/pdf/outline_01.pdf）

〈中根　裕〉

第17章

脳卒中，認知症など運転可否判断が要求される疾患に関する規制と国際比較

1. 認知症および/または認知機能に影響を及ぼす何らかの器質性症候群

英国運転免許庁 DVLA (Driver and Vehicle Licensing Agency)		米国老年医学会＆米国運輸省 AGS (The American Geriatrics Society) ＆NHTSA (National Highway Traffic Safety Administration)
グループ1： 自動車，自動二輪運転	グループ2： バス，トラック運転	
運転できる可能性があるが，DVLAに申告しなければならない. 認知症の人の運転能力を評価することは難しい．DVLAはさまざまな症状や進行速度があることを認識しており，免許交付の決定は通常，検査報告書に基づいて行われる. 検討事項は以下の通りである. ・運転適性がないことがほぼ確実である短期記憶障害，見当識障害，洞察力の欠如や判断力の低下 ・運転能力を損ねる原因となる注意力の欠如 ・認知症の初期段階では，十分な運転技能が維持されており，進行が遅ければ，年1回の評価を行うことを条件に免許が発行されることがある. 正式な運転評価が必要となることがある.	運転してはならず，DVLAに申告しなければならない. 免許は停止もしくは取り消しとなる.	下記の推奨事項は，認知症に関するカナダのコンセンサス会議及びアルツハイマー病協会「運転と認知症に関する方針声明」（2011年承認）より引用している. ・認知症の診断のみでは運転免許取消しの十分な理由にならない. 認知症の運転者の多くは，病気の初期段階では運転能力があることが判明している. 従って，運転免許取消しの決定要因は，個人の運転能力である．個人が自己や他人に高い危険性をもたらす場合は，運許は保留されなければならない. ・臨床医は，全ての認知症患者について，運転に伴う危険性を考慮べきであり，これらの高齢者やその介護者とともに，できるだけい段階で運転の安全性に関する問題に取り組むことが推奨され問題があると判断された場合には，高齢者は，現在または将来の転の制限や中止についての決定に関わるべきである．意思決定能が低下している高齢者に対しては，臨床医と介護者は患者の利益最優先して決定しなければならない. ・臨床医は，家族や介護者から新たな運転障害行為（新たな自動車故や移動中の交通違反など）の履歴を含む，重点的な医学的評価行うことが推奨される. また，注意力，実行機能，情報処理速度，判断力，記憶力，視空能力などの認知能力の評価も行う．臨床医は，最初は運転が安全と思われた認知症の高齢者でも，継続的な評価が必要であること認識し，認知症に関する州の報告法と手続き（もしあれば）を熟知しておく必要がある. ・認知症の高齢者の運転能力が低下している懸念があり，本人が運を継続することを望む場合は，運転能力の正式な評価を行うべきある. 評価の一つとして，DRSによる総合的な運転評価（臨床および路）がある. 臨床医は，進行性認知症の高齢者とその介護者に対し，臨床経過早い段階で代替の交通手段を検討し，自宅外での移動や活動の参を維持する案を考え，最終的に運転を停止する計画を立てるよう奨するべきである.

運転者の疾患と運転可否に関する各国のガイドライン

イギリス，オーストラリア，アメリカの各国のガイドラインをまとめ，その総評を比較したものである．イギリス，オーストラリアは運転者を二つのグループ（一般運転者とバス・トラックなど大型車の運転者）に分けている．

＊イギリス
DVLA（英国運転免許庁）元データ：「Assessing fitness to drive: a guide for medical professionals May 2022」
〈www.gov.uk/dvla/fitnesstodrive〉

＊アメリカ
AGS（米国老年医学会）/NHTSA（米国運輸省道路交通安全局）の2つの団体が共同で作成したガイドライン
元データ：「The Clinician's Guide to Assessing and Counseling Older Drivers, 4th Edition」
〈https://www.safemobilityfl.com/pdfs/CliniciansGuide/CliniciansGuideOlderDriversComplete4thEdition.pdf〉

＊オーストラリア
NTC（豪州全国交通委員会）元データ：「Assessing Fitness to Drive 2022」
〈https://austroads.com.au/drivers-and-vehicles/assessing-fitness-to-drive〉

豪州全国交通委員会
NTC（National Transport. Commission）

乗用車の運転基準 (普通車, ライトリジッド, もしくは自動二輪（乗客を運ぶもしくは危険物取扱いの運転免許が必要がある場合を除く）)	商用車の運転基準 (大型車, 公共の乗用車, もしくは危険物取扱いの運転免許を必要とする場合)
下記の人は条件の無い免許を保持するのに適切でない：	下記の人は条件の無い免許を保持するのに適切でない：
・認知症の診断を受けている．	・認知症の診断を受けている．
条件付きの免許は，少なくとも年1回の見直しを条件に運転免許交付機関によって考慮されることがある．	条件付きの免許は，少なくとも年1回の見直しを条件に運転免許交付機関によって考慮されることがある．
・運転業務の性質	・運転業務の性質
・下記のいずれかの障害の程度に関して治療担当医が提供する情報：	・下記のいずれかの障害の程度に関して治療担当医が提供する情報：
視空間知覚，洞察力，判断力，注意力，理解力，反応速度，記憶力，及び運転能力への影響	視空間知覚，洞察力，判断力，注意力，理解力，反応速度，記憶力，及び運転能力への影響
・必要に応じて，実車運転評価の結果	・実車運転評価の結果
適切な（関連する/判断に必要な）専門家の意見も考慮される．	すべての商用車の運転者は，実車運転評価を受ける必要がある．

2. てんかん・発作

英国運転免許庁		米国老年医学会＆米国運輸省
グループ1：自動車，自動二輪運転	グループ2：バス，トラック運転	
〈癲癇もしくは非誘発性発作〉		〈けいれん性疾患〉
運転してはならず，DVLAに申告しなければならない．運転基準を満たさなければ，直近の発作から1年間運転を停止しなければならない．	運転してはならず，DVLAに申告しなければならない．10年間発作が無い場合は（抗てんかん薬の服用が無し），免許取得が考慮されることがある．	けいれん性疾患のある患者は，3か月間発作が(無く)なるまで運転すべきではない．この3か月の運転(停)止は下記の好ましい，もしくは好ましくない修(飾因)子により延期されるもしくは短縮されることが(ある)．
〈初発非誘発性てんかん発作〉		好ましい修飾因子：
運転してはならず，DVLAに申告しなければならない．発作が起きた日から6カ月間，もしくは，危険性の高い潜在因子がある場合は，1年間運転を停止しなければならない．	運転してはならず，DVLAに申告しなければならない．発作の起きた日から5年間運転を停止する．5年後，神経科医が評価を行い，（脳波検査や脳スキャン等の）臨床的要因や検査の結果，てんかんを再発する危険性が年間2％を超過しない値が示された場合は，運転が再許可される（免許を回復できる）る可能性がある．その場合，運転免許が再許可される（免許が回復する）までの5年間，抗てんかん薬を服用していないことが条件となる．	▪ けいれんが指示された薬の変更中に起こった． ▪ 患者が意識障害が無く，運動制御を害しない(発)作を起こす． ▪ けいれんが継続的で長期的な前兆があり，運(転を)控える警告となる． ▪ 夜間発作のみの確立したパターンがある． ▪ けいれんが，再発の可能性が低い，急性の代(謝性)中毒状態に続発する． ▪ けいれんが睡眠不足によって起こり，再度睡(眠不)足になる可能性が低い． ▪ けいれんが可逆性急性疾患に関連する．
〈誘発性発作（アルコールや違法な薬物使用関連を除く）〉		好ましくない修飾因子：
運転してはならず，DVLAに申告しなければならない．ほとんどの場合，誘発性発作後，6カ月間運転を停止しなければならない．	運転してはならず，DVLAに申告しなければならない．誘発性発作後，5年間運転を中止しなければならない．	▪ 服薬または医療訪問の違反および/または信(頼)の欠如． ▪ 過去3カ月間のアルコールおよび/または薬(物使)用． ▪ 過去1年間の発作数の増加．
〈解離性けいれん〉		▪ 運転記録の障害． ▪ 構造的な脳病変．
運転してはならず，DVLAに申告しなければならない．3カ月間発作がない場合運転許可が考慮されることがある．もし運転中に発作が起きた，または起こる可能性がある場合は再許可を申請する前に専門家による評価が必要である．	運転してはならず，DVLAに申告しなければならない．3カ月間何事も無く再発が抑えられ，それに関する精神衛生上の問題が無ければ運転許可が考慮されることがある．高い危険性が疑われる場合は再許可を申請する前に専門家による評価が必要である．	▪ 修正不可能な脳の機能的または代謝的状態． ▪ 発作の無い期間後の頻繁な発作． ▪ 過去5年間の発作による事故． ▪ 単発非誘発性発作． ▪ 調整期間を延長した，発作を抑制する為の迷(走)神経刺激装置の移植． ▪ 発作を抑制するために必要な3種類以上の抗(てん)かん薬．

豪州全国交通委員会	
家用車の運転基準 通車, ライトリジッド, もしくは自動二輪（乗客を運ぶも くは危険物取扱いの運転免許が必要がある場合を除く）〕	商用車の運転基準 （大型車, 公共の乗用車, もしくは危険物取扱いの運転免許を 必要とする場合）
〈ての場合（既定の基準）-発作を経験したすべての人に適用-もしその状況が下記のリストに当てはまる場合, 例外が考慮 れる場合がある〉	
牛の無い免許を保持するのに適していない人： 少なくとも1年間発作がない．過去に発作を起こしたこと がある場合． 牛付きの免許は，運転免許交付機関が少なくとも年1回見 しをし，以下の基準が満たされているかどうか，治療担当 師が提供する情報を検討し，考慮されることがある． 薬が処方されたもしくは勧められた場合順守するなど，医 師の指示に従う． てんかんの治療を受けている運転者が，長期にわたり発作 無い期間（10年以上）がある場合，運転免許交付機関は 部（独立）専門家の指示に基づいて，審査条件の軽減を考 ることがある もし患者の病状がこの表のどれかに当てはまる場合，運転 免許交付機関により，発作無しの期間の短縮が考慮される 場合がある．	条件の無い免許を保持するのに適していない人： ▪ 発作を起こしたことがある場合． 条件付きの免許は，運転免許交付機関が少なくとも年1回見 直しをし，以下の基準が満たされているかどうか，てんかん 専門医が提供する情報を検討し，考慮されることがある*． ▪ 少なくとも10年間発作がない**． ▪ 過去半年間に行った脳波検査でてんかん性の脳波活動が見 　られず，過去1年間で行った脳波検査でもてんかん性の脳 　波活動が見られない． ▪ 薬が処方されたもしくは推奨され．た場合，服薬を順守す 　るなど医師の指示に従う． *てんかんの治療を受けている運転者が，長期にわたり発作 の無い期間（20年以上）がある場合，運転免許交付機関は外 部（独立）専門家の指示に基づいて，審査条件の軽減を考慮 する場合がある（参照：section 3.3.7 Independent experts/panels） **もし患者の病状がこの表のどれかに当てはまる場合，運転 免許交付機関により，発作無しの期間の短縮が考慮されるこ とがある．
〈少期に限られた良性の発作もしくはてんかん症候群の病歴（熱性けいれん，良性部分てんかん，小児欠神てんかん等）〉	
年後に発作が無ければ運転してもよい．もし11年後に発 が起きた場合，病状が下記のリストに1つもあてはまらな 場合，（上の欄の）デフォルト基準が適用される．	11年後に発作が無ければ運転してもよい．もし11年後に発 作が起きた場合，病状が下記のリストに1つもあてはまらな い場合，（上の欄の）デフォルト基準が適用される．

英国運転免許庁		米国老年医学会＆米国運輸省
グループ1：自動車，自動二輪運転	グループ2：バス，トラック運転	
〈孤発発作〉		〈単発非誘発性発作〉
孤発発作とは，それまでの5年間非誘発性発作がなかった人に起こる非誘発性発作のことをいう．6カ月間発作がない場合は運転免許が取得できる．ただし，臨床学的因子や検査により再発の危険性が高まる可能性のある潜在因子がある場合は，再取得まで1年間必要である．	孤発発作に関し，下記の全ての条件を満たすこと． ・普通運転免許を保有 ・過去5年間てんかん発作が無い ・過去5年間抗てんかん薬を服用していない，もしくは発作がない． ・神経科医より最近評価を受けた． ・発作の危険性が継続的に増加していない．	患者は，3カ月間発作が無くなるまで運転をすべきでない．この期間は医師の承認により短縮される合がある． この期間短縮を妨げる可能性のある発作の再発測因子は下記のとおりである． ・その発作は元来は焦点性だった． ・焦点性発作や神経障害が発作に先行して発生． ・発作が慢性びまん性脳機能障害と関連している ・患者がてんかんの家族歴がある． ・脳波に全般棘徐波もしくは局所性棘波が見られ
〈抗てんかん薬の中止〉		〈薬の中止もしくは抗てんかん薬療法の変化〉
抗てんかん薬が中止されている間，また，最後の服薬から6か月間は運転すべきではない． 発作が6か月以内に発生し，医師により抗てんかん薬の代替，減量，または中止することが文書化されている場合，規定により，発作後，通常の1年より前に再運転が許可される． 以前，有効であった薬を少なくとも6か月間再服用し，少なくとも6カ月間発作が起きなければ，早目の再運転許可が考慮されることがある．	医師の指示によりてんかん薬を中止している間，法医学的観点から，てんかん発作再発のリスクに留意する必要がある． てんかん発作が起こった場合，患者は運転再開前に医療基準を満たし，それに応じてカウンセリングを受ける必要がある．	患者は，発作の再発リスクがあり，また薬のPD影響があるため，薬を中止もしくは変更している運転を一時的に中止するべきである． 薬の中止や変更による発作の再発の危険性が高合，患者はこの間，またその後3か月間は運転止すべきである． もし患者に薬の中止もしくは変更後に発作が起こた場合，前に効果のあった薬の服用の再開後，1月間運転すべきでない．あるいは，患者がこの薬再服用を拒否したが発作が起こらない場合，6か間運転すべきでない．

豪州全国交通委員会	
家用車の運転基準	商用車の運転基準
〈めての発作：24時間以内に2回以上発作があった場合は1回と考える〉	
転に関し，下記の基準が満たされるかどうかについて治療 当医により提供された情報を考慮し，少なくとも年1回見 しをする条件で，運転免許交付機関により条件付きの免許 考慮される場合がある.	運転に関し，下記の基準が満たされるかどうかについて治療担当医により提供された情報を考慮し，少なくとも年1回見直しをする条件で，運転免許交付機関により条件付きの免許が考慮される場合がある.
薬を服用，もしくは服用せずに）少なくとも6カ月間発作 がない.	▪ （薬を服用，もしくは服用せずに）少なくとも5年間発作がない.
てんかん治療が始まった場合，次項「初めてのてんかん 治療」を参照する.	▪ 過去6カ月以内に脳波検査を行い，てんかん波形活動がみられず，過去12カ月以内の他の脳波検査でもてんかん波形様活動がみられない.
〈めてのてんかん治療：これは，1年6カ月以内に初めて抗てんかん治療を開始した場合に適用される.〉	
転に関し，下記の基準が満たされるかどうかについて治療 当医により提供された情報を考慮し，少なくとも年1回見 しをする条件で，運転免許交付機関により条件付きの免許 考慮される場合がある.	軽減なし．規定の基準が適用される.
なくとも6カ月間治療を行っている.	
まで6カ月間発作がない.	
治療の開始後発作が起こった場合，開始後6カ月の間のみ 発症し，直近6カ月では発症していない.	
服薬を順守するなど医師の指示に従う.	

3. 神経発達障害（注意欠如多動症，自閉スペクトラム症）

英国運転免許庁 DVLA（Driver and Vehicle Licensing Agency）	
グループ1：自動車，自動二輪運転	グループ2：バス，トラック運転

神経発達障害
注意欠如多動症（ADHD），自閉スペクトラム症などの神経発達障害，その他の関連疾患

注意欠如多動症，自閉スペクトラム症	
運転は可能だが，疾患が安全運転に影響を与える場合はDVLAに申告しなければならない． これらの症状が診断されても，それだけでは免許取得の妨げにはならない． 以下の項目について，1つまたは複数当てはまり，安全に運転する能力に懸念が生じるような重大な問題がある場合は，DVLAに申告しなければならない． 項目は下記のとおりである： ・注意力と集中力 ・記憶力 ・行動とその行動が他者に与えるの影響の認識 ・感情をコントロールする能力 ・衝動的にならず，よく考えて決断する能力 ・洞察力と理解力 ・他人の行動を予測する能力 ・認知の柔軟性 ・感覚処理（光，音などの感覚刺激に対する感度の向上） ・運動協調と制御 ・患者が神経発達障害と診断されていても，運転免許試験に合格している場合は，安全運転の特性があることがすでに実証されていることになる． DVLAに通知する必要があるのは，患者の状態に変化があった場合，または安全に運転する能力について懸念がある場合のみである． 処方された薬や薬の副作用で安全運転が阻害される可能性がある時は，DVLAに通知する必要がある．	運転は可能だが，疾患が安全運転に影響を与える場合はDVLAに申告しなければならない． これらの症状が診断されても，それだけでは免許取得の妨げにはならない． 以下の項目について，1つまたは複数当てはまり，安全に運転する能力に懸念が生じるような重大な問題がある場合は，DVLAに申告しなければならない． 項目は下記のとおりである： ・注意力と集中力 ・記憶力 ・行動と他者への影響の認識 ・感情をコントロールする能力 ・衝動的にならず，よく考えて決断する能力 ・洞察力と理解力 ・他人の行動を予測する能力 ・認知の柔軟性 ・感覚処理（光，音などの感覚刺激に対する感度の向上） ・運動調整と制御 ・患者が神経発達障害と診断されていても，運転免許試験に合格している場合は，安全運転の特性があることがすでに実証されていることになる． DVLAに通知する必要があるのは，患者の状態に変化があった場合，または安全に運転する能力について懸念がある場合のみである． 処方された薬や薬の副作用で安全運転が阻害される可能性がある時は，DVLAに通知する必要がある．

米国老年医学会&米国運輸省	豪州全国交通委員会	
AGS (The American Geriatrics Society) &NHTSA (National Highway Traffic Safety Administration)	NTC (National Transport. Commission)	
	自家用車の運転基準〔普通車，ライトリジッド，もしくは自動二輪（乗客を運ぶもしくは危険物取扱いの運転免許が必要がある場合を除く．）〕	商用車の運転基準（大型車，公共の乗用車，もしくは危険物取扱いの運転免許を必要とする場合．）
記載なし	7.2.10 その他の精神的疾患 注意欠如多動症（ADHD）やその他の精神疾患がある運転者については，専門家の助言を求める必要がある． ADHDの治療のために精神刺激薬（例：デキストロアンフェタミン）が処方されている場合，将来，運転時に薬物検査を受けることになった場合に備え，その旨を運転免許機関に提供する助言に記載されるべきである． 精神疾患がてんかんや違法薬物の使用と関係している場合は，関連する項目も参照すべきである．	

4. 脳卒中，一過性脳虚血発作（TIA），および中心静脈血栓症（一過性黒内障，網膜動脈閉塞症を含む）

英国運転免許庁 DVLA（Driver and Vehicle Licensing Agency）	
グループ1：自動車，自動二輪運転	グループ2：バス，トラック運転
〈脳卒中，中心静脈血栓症〉 1）運転してはならないが，DVLAに申告する必要はない． 2）臨床的回復が充分であれば，1カ月後に運転を再開することが可能である． 3）発症後1カ月経過し，下記の神経障害が残存していなければDVLAに申告する必要はない． ・視野欠損 ・認知障害 ・手足の機能障害 4）脳卒中発症後，手足の脱力を感じるのみの状態であれば，特定種類の車両の制限や適応措置が必要な場合を除き，DVLAへの申告は必要ない． 適応すれば，重度の身体障害があっても運転の障害にならない場合もある． 5）脳卒中またはTIAが起きた時，もしくはその翌週に起きた発作は，非誘発性発作または脳病変の既往歴がない場合，免許取得の目的では誘発されたものとして扱われる場合がある． 6）そのような誘発性発作が起こった場合，運転を中止する必要がある．	1）運転してはならず，DVLAに申告しなければならない． 2）脳卒中およびTIA発症後1年間は免許が拒否または取り消しになる． 運転再許可は下記の場合に考慮される． ・安全運転に影響を及ぼす可能性のある障害が残存していないこと． ・他に重大な危険因子がないこと． 3）免許取得には，運動負荷試験の結果を含む十分な医療告が必要となることがある． 4）中心静脈血栓症があるか，または頚動脈狭窄率が50％満であることが画像で証明され，かつ心血管疾患の既往歴ない場合，心機能評価無しで免許が交付されることがある 5）TIAまたは脳卒中を再発した患者は，機能的心臓検査を ける必要がある．

米国老年医学会&米国運輸省	豪州全国交通委員会 NTC (National Transport. Commission)	
GS (The American Geriatrics Society) &NHTSA (National Highway Traffic Safety Administration)	自家用車の運転基準〔普通車，ライトリジッド，もしくは自動二輪（乗客を運ぶもしくは危険物取扱いの運転免許が必要がある場合を除く．）〕	商用車の運転基準（大型車，公共の乗用車，もしくは危険物取扱いの運転免許を必要とする場合．）
〈脳卒中〉	〈脳卒中〉	
急性，重度の運動，感覚，または認□障害がある高齢者は運転するべきでな□．残存症状の重症度と回復の程度によ□この制限は永続的または一時的であ□可能性がある． 　病院等からの退院時に，臨床医は，神□的にさらに回復するまで，一時的な□転停止を推奨する場合がある．神経学□症状が安定した後に，臨床医は，感覚□失，認知障害，視野欠損や運動障害が□存している人を運転評価とリハビリテ□ションのためにDRSに紹介する必要が□る．DRSは，対象者に車両適応装置の□用を指示し，訓練する場合がある． 　不注意または周囲の状況に注意を払□ない高齢者は，症状が無くなるまで，□Sによる評価で安全な運転能力が実証□れるまで，運転しないように助言され□べきである．中度から重度の片麻痺が□存している人は皆，運転を再開する前□運転評価を受ける必要がある．症状が□度または完全に無くなる程度に改善し□としても，反応時間は引き続き影響を□け，他の併存疾患はリスクをさらに高□る可能性があるため，可能であれば，□齢者は包括的な運転評価を受ける必要□ある． 　安全に運転できる能力を有する失語□の人は，筆記試験が困難なため，免許□更新ができないことがある．このよう□場合，臨床医は，対象者の言語障害に□理的配慮をするよう免許当局に働きか□るべきである．DRSは，言語障害が表□性であるかを判断し，その結果，文字□通標識など）を理解できるか判断でき	1) 脳卒中発症後，少なくとも4週間は車を運転するべきでない． 2) 治療可能な脳卒中の原因は，本基準を参考にして特定・管理されるべきである． 3) 運転免許当局は，以下の点を考慮して，少なくとも4週間経過後に条件無しの免許で運転の再開を検討できる． ・運転業務の性質 ・視空間認知，洞察力，判断力，注意力，理解力，反応時間，記憶力，感覚，筋力，調整力，視覚（視野を含む）のいずれかの障害の程度，および運転能力への影響に関する専門家による情報提供 4) 条件付免許を必要としない．	1) 脳卒中発症後，少なくとも3か月は車を運転するべきでない． 2) 治療可能な脳卒中の原因は，本基準を参考にして特定・管理されるべきである． 3) 条件の無い免許を保持するのに適していない人： ・脳卒中を起こした場合． 4) 条件付きの免許は，下記のとおり運転免許当局が少なくとも3カ月経過した後に検討し，また，少なくとも年1回の見直しを行い以下の項目を考慮する． ・運転業務の性質 ・視空間認知，洞察力，判断力，注意力，理解力，反応時間，記憶力，感覚，筋力，調整力，視覚（視野を含む）のいずれかの障害の程度，運転能力への影響に関する専門家による情報提供

英国運転免許庁	
グループ1：自動車，自動二輪運転	グループ2：バス，トラック運転
〈（単発）一過性脳虚血発作〉	
1）1カ月間運転を中止しなければならないがDVLAに申告する必要はない．	1）脳卒中，中心静脈血栓症と同じ
〈（多発性）一過性脳虚血発作〉	
1）1カ月間運転を中止し，DVLAに申告する必要がある． 2）短期間にTIAが複数回起こった場合，3カ月間運転を中止する必要がある． 3）TIAが起こらなければ3カ月後に運転可能である．	1）脳卒中，中心静脈血栓症と同じ

米国老年医学会&米国運輸省	豪州全国交通委員会	
	自家用車の運転基準	商用車の運転基準
〈一過性脳虚血発作〉	〈一過性脳虚血発作〉	
TIAの単発もしくは再発を経験した高齢者は，医学的評価と適切な治療を受けるまで運転すべきではない．	1）TIA発症後，少なくとも2週間は運転すべきでない． 2）条件付きの免許は必要でない．	1）TIA発症後，少なくとも4週間は運転すべきでない． 2）条件付きの免許は必要でない．

5. 最低視力基準，視野，白内障，単眼視，視野障害，複視，夜盲症，色覚異常，眼瞼痙攣，眼振

	英国運転免許庁 DVLA（Driver and Vehicle Licensing Agency）	
	グループ1：自動車，自動二輪運転	グループ2：バス，トラック運転
最低視力基準	法律により，免許を取得している全ての運転者は以下の視力要件を満たす必要がある（眼鏡やコンタクトレンズで矯正している運転者を含む）． ■ 日中の明るい場所で，現行基準で登録された，車両に取り付けられている登録記号を読むことができること． 2001年9月1日以降に登録された車両については，20m離れた場所から高さ79mm，幅50mmの文字と数字が見えること または ■ 2001年9月1日以前に登録された車両については，20.5m離れた場所から高さ79mm×幅57mmの文字と数字が見えること． そして ■ 視力は両目を開けた状態で，もしくは単眼の場合は片目で，スネレン視標を用いて最低6/12（小数視力で0.5）以上の視力がなければいけない． この基準を満たせない運転者は運転してはならず，DVLAに申告しなければならず，免許は拒否または取り消される． また，法律により，全ての運転者は以下に示すような最低限の視野の基準を満たす必要がある． DVLAは望遠眼鏡等を許可していない．	グループ2のバスとトラックの運転手には，さらに高い視力基準を満たす必要がある． ■ 視力（必要に応じて矯正用コンタクトレンズを使用）：少なくとも以下の視力が必要である． ■ 良い方の目の視力がスネレン視標で6/7.5（小数視力0.8）以上であること． そして 悪い方の目の視力は，スネレン視標で6/60（小数視力0.1）以上であること． ■ 最低基準を満たすために眼鏡を着用する場合，どちらかのレンズの経線が+8ディオプトリー（D）を超えない矯正力を有するべきである．

	豪州全国交通委員会 NTC（National Transport. Commission）	
国老年医学会&米国運輸省 GS (The American Geriatrics ociety) &NHTSA (National ghway Traffic Safety Administration)	自家用車の運転基準 〔普通車，ライトリジッド，もしくは自動二輪（乗客を運ぶもしくは危険物取扱いの運転免許が必要がある場合を除く．〕	商用車の運転基準 （大型車，公共の乗用車，もしくは危険物取扱いの運転免許を必要とする場合．）
	視力	
くの州では，免許取得のために両で20/40（小数視力0.5）の遠方力が求められる． 所を最適化するため，眼科医に紹することが推奨される．これは視障害の一般的な原因（白内障，黄変性症，緑内障）は治療により改および/または安定するためである 常運転時に装着する矯正レンズを着するべきである． 方視力が低下している高齢者は，険の少ない場所や条件（例：見慣た環境，混雑していない時間帯の通，低速地域，日中，天候の良い に運転を制限することにより，転の安全に対する影響を軽減でき可能性がある． 良矯正遠方視力が20/70（小数視0.28）未満の場合，臨床医は実際運転業務における高齢者の運転技を評価するために，DRSによって れる路上評価（許可され，利用きる場合）を推奨するべきである． 良矯正遠方視力が20/100未満 数視力0.2）の場合，臨床医は高 に，DRSによる路上評価で安全 能力が証明されない限り，運転 ないように推奨するべきである 可され，利用可能な場合）．	条件のない運転免許を保有するのに適していない人 - 良い方の裸眼視力，または両目で6/12（小数視力0.5）より悪い場合． 条件付きの免許は，矯正レンズで基準を満たした場合，定期的な見直しをすることを条件とし，運転免許発行機関により考慮される場合がある． 基準の適用においては，検眼士/眼科医によりある程度の裁量が認められている． ただし，良い方の目の視力が6/24（小数視力0.25）より悪い場合は運転免許証は発行されない．	条件のない運転免許を保有するのに適していない人 - 良い方の裸眼視力が6/9（小数視力0.63）より悪い場合，または - どちらかの目の裸眼視力が6/18（小数視力0.32）より悪い場合． 条件付きの免許は，矯正レンズで基準を満たした場合，定期的な見直しをすることを条件とし，運転免許発行機関により考慮される場合がある． - 悪い方の視力が6/18（小数視力0.32）より悪い場合， 治療中の検眼医/眼科医が定期的な見直しを行うことを条件として，良い方の視力が6/9（小数視力0.63）（矯正レンズの有無にかかわらず）であれば，運転免許発行機関により条件付き免許が考慮される場合がある． 運転免許発行機関は下記を考慮する． - 運転作業の性質 - 基礎疾患の性質 - 検眼士または眼科医のアドバイスによるその他の制限

	英国運転免許庁	
	グループ1：自動車，自動二輪運転	グループ2：バス，トラック運転
視野	ゴールドマンIII4eの白色指標と同等のターゲットを用いて測定した視野が水平方向に120°以上ある． 左右に50°以上の広がりがあるべきである．さらに，固定した水平軸の上下20°以内に両眼視野の著しい欠損がないこと． つまり，半盲性であれ四盲性であれ，固視に近づく同名性または両側性の欠損がある場合，通常は運転が許可されない． DVLAが運転の適性を判断するために視野評価を必要とする場合： ・両眼エスターマン視野検査の実施を必要とする． ・特別な状況下では，単眼全視野計の使用を求められる場合がある． ・例外的に，厳格な基準で実施されるゴールドマン視野検査を行うことがある． 官僚大臣の視覚障害と運転に関する名誉医学諮問委員会は，エスターマン視野計が免許取得のために信頼できるとみなされるには，偽陽性スコアが20%以下でなければならないと助言している．単眼視野計とゴールドマン視野計を評価する場合，固視精度も考慮される．	視野の最低基準は，法律で次のように定められている． 水平面上で最低でも160°の連続した測定値がある． 左方向に70°以上，右方向に70°以上の広がりがある． 水平面で上方30°以上，下方30°以上の広がりがある． 上下30°，左右70°以内に大きな欠損がないこと．（合計までの欠損は許容され，連続してもしなくてもよい*）． 中心30°以内の視野に欠損がないこと． グレア感度，コントラスト感度，薄明視の障害など，他の覚機能の障害がないこと． (＊固視点を中心として30°よりも外側の「レターボックス（周辺視野）」内で検査した点数) 視野チャートにおいて，レターボックス（周辺視野）内の心30℃より外側にある点の合計3点までの見逃し（隣接してもよい）が許容される． この外側の検査点には，三角形または丸印がつけられてい3点以上の見逃しは高い基準が要求されるため，連続しなくてもグループ2の走行は認められない． レターボックス（周辺視野）内のいかなる大きさの欠損も，の外側の隣接する点を合計3点以上見逃してしまうと免得の対象とはならないことに注意する．
	中心部のみに影響する欠損（エスターマンで固定部の半径20°以内の視野）	
	以下は一般的に許容される中心視力の低下であるとみなされる． ・散在する単独の点の見逃しがある． ・最大3点までの隣接点（クラスター）のある見逃しがある． 以下は，一般に許容できない（「顕著な」）中心視力の低下であるとみなされる． ・4点以上の隣接点からなるクラスターで，その全体または一部が中心20°以内にある． ・固視点から20°およびそれ以下での隣接する 3 つの隣接した点の見逃しからなる単独のクラスター，更に中心20°以内の別の見逃しの両方からなる損失がある． ・3点以上の見逃しのある半盲もしくは4分の1半盲より大きい中心視力の低下がある．	
	周辺部に影響を及ぼす損失-視野幅の評価	
	以下の項目は，視野幅を評価する際に度外視される． ・最大3点以上の隣接点の見逃しからなるクラスターで，水平線上または水平線を横断し，どの他の欠損のある領域にも接しない． ・水平線に接する，または横断する，どの欠損のある領域にも接しない垂直方向にある欠損．1点のみの幅の欠損で長さは問わない．	

国老年医学会&米国運輸省	豪州全国交通委員会	
	自家用車の運転基準	商用車の運転基準
予の要件は州によって異なり，多 つ州では水平面で100°以上の視 を要求しており，他の州ではそれ くの要件や全くない場合もある． ライマリーケア医が視野欠損を疑 場合（例：個人的な報告，病歴，ま は対面式検査による），その高齢 眼科医または検眼医に紹介し， うに評価をしてもらう必要がある． ライマリケア医と専門医は，それ 1の州の視野要件がある場合は， 1を認識し，遵守すべきである． 1の最低要件に近いか，適切かどう 疑わしい（臨床的判断による）両 1力については，DRSによる包括 1転評価（路上評価を含む）を行 ことが強く推奨される．運転リハ ソテーションを通じて，高齢者は 1空間無視ではないが，低下した 乎を補う方法を学ぶことができる． うに，DRSは必要に応じて大型の ドミラーやバックミラーを処方 高齢者にその使い方を指導する ことがある．	条件のない運転免許を保有するのに適し ていない人 ▪ 両眼の水平視野が110°未満で，水平正 中線から上下10°以下． ▪ 固視点から20°以内に著しい視野欠損 （暗点）がある，もしくは運転に支障を きたすような他の暗点がある． ▪ 固視点から20°以内に著しい視野欠損 （暗点）が隣接して4つ以上ある． 条件付きの免許は，運転業務の性質およ び治療を行う検眼士または眼科医が提供 する，下記の基準を満たしているかどう かの情報を考慮し，毎年見直しを行うこ とを条件として運転免許発行機関により 考慮されることがある． ▪ 両眼の視野が上下水平正中線から10° 以内に最低でも140度の広がりがある． ▪ 運転に支障をきたすような重大な視野 欠損がないこと（失明，半盲，四肢の不 自由）． ▪ 視野欠損が静的であり，急速に進行す る可能性が低いこと．	条件のない運転免許を保有するのに適し ていない人 ▪ 視野欠損がある人． 条件付きの免許は，運転業務の性質及び 治療を行う検眼士または眼科医が提供す る，下記の基準を満たしているかどうか の情報を考慮し，毎年見直しを行うこと を条件として運転免許発行機関により考 慮されることがある．
載なし	記載なし	

例外的なケース	
視野欠損により基準を満たさないために，以前，完全に運転する資格を失った人は，以下の厳しい基準の下，例外的に個別に免許の再取得ができる可能性がある．	
・欠損が少なくとも12カ月間存在すること ・単発の事象または非進行性の状態に起因するもの ・進行性で視野に影響を及ぼすと考えられる他の疾患や病態がないこと（委員会の助言によると，緑内障や網膜色素変性症など，特定の病状は常に進行性とみなされるため，例外的なケースとはみなされない）． ・両眼の視力　・制御不能な複視がないこと ・グレア感性，コントラスト感性，薄明視の障害のような視覚機能の障害がないこと ・完全な機能的適応が臨床的に確認されること	
これらの基準により免許が取得できる可能性があると考えられる例外的なケースについてDVLAは，認定されたセンターで十分な運転実技評価の実施を求める	

英国運転免許庁

	グループ1：自動車，自動二輪運転	グループ2：バス，トラック運転
白内障	多くの場合，安全に運転することができ，DVLAに申告する必要はない．	多くの場合，安全に運転することができ，DVLAに申告する必要はない．
	上記の全ての運転者に設定された最低基準を満たさなくてはならない．	上記のすべての運転者に設定された最低基準を満たさなくてはならない．
	白内障で，一見適切な視力があったとしても，まぶしさがナンバープレートテスト（最低条件）に合格する妨げになることがある．	白内障で明らかに適切な視力があっても，まぶしさがナンバープレートテスト（最低条件）に合格する妨げになることがある．
単眼視	どんな理由であれ，片目を最大限に利用する運転してはならず，DVLAへの通知が必要である．	どんな理由であれ，片目を最大限に利用する運転してはならず，DVLAに申告しなければならない．
	片目の視力が完全に失われた場合（患眼に光が見える場合は単眼視とみなされない．	下記のように片方の目に異常がある場合，免許を取得できない．
	・運転者は，両眼視の運転者と同様の視力・視野基準を満たすこと ・適応が良好であるとの臨床的な助言を受けた後のみ，運転することが可能である．	・視力の完全な喪失，もしくは ・矯正視力がスネレン視標で3/60（小数視力0.05）以下 すべてのグループ2の運転者は，少なくともグループ1の最低基準を満たさなければならない．
	これらの条件を満たさない単眼の人のみ，DVLAに申告が必要である．	

	豪州全国交通委員会	
...国老年医学会＆米国運輸省	自家用車の運転基準	商用車の運転基準
記載なし	記載なし	
...障除去の有無にかかわらず，視...視野の基準を満たせば制限はな... ...を上げる必要がある人，まぶし...回復が困難な人は，夜間や悪天...などの低照度下での運転は控え...きである．	10.2.4 進行性眼疾患 白内障，緑内障，視神経症，網膜色素変性症などの進行性の眼疾患を持つ人は，定期的に観察を受け，適切な生活様式の変更を検討できるよう，運転能力に将来起こりうる影響について事前にアドバイスを受けるべきである．	
...的に単眼症となった高齢者は，...認識能力の欠如と全視野の縮小...応するために時間を要すること...る．この適応期間には個人差が...が，数週間の一時的な運転中止...奨するのは妥当なことである．...期間後は，視力と視野の基準を...せば，特に制限はない．運転再...後は，交通量の多い場所に行く前...慣れ親しんだ交通量の少ない場...運転し，どれだけ快適に運転で...かを評価するよう助言されるべ...である．...場合も，大きめのミラーの使用...DRSによる評価とトレーニング...奨される．	条件のない運転免許を保有するのに適していない人 ■ 単眼である場合． 条件付きの免許は，運転免許取得機関が年に2回見直しすることを条件とし，以下の基準を満たしているかどうかについて運転業務の性質や視力検査医または眼科医による情報を考慮した上で検討される． ■ もう片方の視力が矯正の有無にかかわらず6/12（小数視力0.5）以上であること． ■ もう片方の視野が水平方向の正中線の上下10度以内で，水平方向の視野範囲が最低110度以上あること．	条件のない運転免許を保有するのに適していない人 ■ 単眼である場合． 条件付きの免許は，運転免許発行機関が年に2回見直しすることを条件とし，以下の基準を満たしているかどうかについて運転業務の性質や視力検査医または眼科医による情報，および10.2.2項 視覚分野「単眼視力（片眼）運転者」での評価を考慮した上で検討される．

	英国運転免許庁	
	グループ1：自動車，自動二輪運転	グループ2：バス，トラック運転
視野障害	視野障害： ▪ 両側性緑内障 ▪ 両側性網膜症 ▪ 網膜色素変性症 同名半盲症/4分の1半盲症，完全な両側半盲症など，部分的または完全な視野欠損を生じるもの DVLAに申告しなければならない． 視野に関する国の勧告を満たす必要がある． 「全ての運転者対象- 視野の最低基準」（本章の冒頭p.98）の「例外的なケース」を参照すること．	視野障害： ▪ 両側性緑内障 ▪ 両側性網膜症 ▪ 網膜色素変性症 同名半盲症/四肢半盲症，完全な両側半盲症など，部分的は完全な視野欠損を生じるもの DVLAに申告しなければならない． 視野に関する国の勧告を満たす必要がある． 以下の場合，免許を取得できる可能性がある． ▪ 水平方向の視野が最低160°あること． ▪ 左右に70°以上，上下に30°以上の広がりがあること． ▪ 中心30°以内に欠損がないこと．
複視	運転してはならず，DVLAに申告しなければならない 複視が制御されていることをDVLAが確認した後，運転を再開することが可能である． 確認事項の例） ▪ 眼鏡装用の有無． ▪ 運転中の使用を約束しているアイパッチ． （ただし，上記の単眼視力の要件に注意）． 例外として，安定した未矯正の複視が6カ月以上続いている場合は，機能的適応が十分であるとの専門医の報告書があれば，免許取得が可能である．	運転してはならず，DVLAに申告しなければならない． 回復の見込みがない複視の場合，免許取得は拒否される，永久に取り消される． アイパッチを使用する場合，運転は許可されない．
複視		

米国老年医学会&米国運輸省	豪州全国交通委員会	
	自家用車の運転基準	商用車の運転基準
(白内障) 視力・視野の基準を満たせば制限なし．眼科医による継続的なフォローアップと視野・眼圧のモニタリングが推奨される．	10.2.4 進行性眼疾患 白内障，緑内障，視神経炎，網膜色素変性症などの進行性の眼の疾患がある人は，定期的に観察を受けるべきであり，適切な生活様式の変化を検討できるよう，将来運転能力に起こりうる影響について事前に助言を受けるべきである． 10.2.2 視野 5-16 本文書では，視野は，周辺視野の範囲を測定すると定義する．正常な視野は，鼻側に60°，耳側に100°，下方向に75°，上方向に60°である．両眼視野は水平方向に160°から200°で，中央の120°は重なりがあり，立体視できる可能性がある．神経疾患，眼疾患，外傷などにより視野が狭くなり，半盲症，四盲症，単盲症になることがある．	
(糖尿病性網膜症，高血圧性網膜症) 視力，視野の基準を満たせば制限なし．糖尿病の人は年1回の眼科検診を推奨する．		
(網膜色素変性症) 視力・視野の基準を満たせば制限なし．		
速度を上げる必要がある高齢者や，光の変化に適応することが困難な高齢者は，夜間や暴風雨時などの低照度下での運転を控えるべきである．		
(半盲症/四盲症) 臨床医は，評価とリハビリのために高齢者をDRSに紹介できる．リハビリの有無にかかわらず，高齢者はDRSが行う路上評価において安全運転が証明された場合のみ運転すべきである．		
視野の中心部に複視がある人（固視の上下左右20度）は，運転すべきでない．複視が未矯正の人は，眼科医または検眼士の紹介を受け，プリズムやアイパッチで矯正して運転基準を満たせるかどうかを判断してもらう必要がある．3カ月の調整期間を設け，その後，専門家が適切かどうかを判断する．	条件のない免許または条件付免許を保持するのに適していない人 ▪ 視線方向の中心20°以内に複視がある場合（生理的複視を除く）． 条件付きの免許は，運転免許発行機関が毎年見直すことを条件とし，運転タスクの性質と，治療する検眼士または眼科医が提供する情報，もしくは以下の基準を満たすかどうかを考慮して検討されることがある．	条件のない免許または条件付免許を保持するのに適していない人 ▪ 視線方向の中心20°以内に複視がある場合（生理的複視を除く）．
	▪ 症状が，矯正レンズまたはオクルーダーで十分に管理されていること．また，本規定に基づくその他の基準を満たしていること（視野を含む） 矯正レンズまたは遮蔽器具により，複視の発生を防ぐことができる場合，以下の条件が免許に適応されることがある． ▪ 運転中，矯正レンズまたは遮蔽器具を着用しなければならない． ▪ 3カ月の運転禁止期間は空間認識能力を回復させるため，遮蔽器具の使用が適用される．	

	英国運転免許庁	
	グループ1：自動車，自動二輪運転	グループ2：バス，トラック運転
夜盲症	運転してはならず，DVLAに申告しなければならない．上記の視力と視野の基準を満たした場合，個別に検討の上，運転が許可される場合がある．	運転してはならず，DVLAに申告しなければならない．上記の視力と視野の基準を満たした場合，個別に検討の上，運転が許可される場合がある．
色覚異常[※1]	運転でき，DVLAに通知する必要はない	運転でき，DVLAに通知する必要はない．
眼瞼痙攣	運転してはならず，DVLAに申告しなければならない．症状が重く，視力に影響がある場合，通常は，治療を受けても運転は許可されない．DVLAが専門医の意見を求める．症状が軽い場合は，満足のいく医療報告書を提出することを条件に，運転が許可される場合がある．ボツリヌス毒素による軽度の眼瞼痙攣を抑制し，治療によって制御不能な複視など，他の免許資格を失うような副作用が生じない場合，免許を取得できる可能性がある．いかなる変更もDVLAに申告するべきであり，状態の悪化も申告しなければならない．	
眼振	運転に必要な視力基準を満たし，関連する病状を申告していれば，DVLAに眼振を申告する必要はない．	運転に必要な視力基準を満たし，関連する病状を申告していれば，DVLAに眼振を申告する必要はない．

※1 色覚の障害は（特に男性に）多く，通常は軽度である．
色覚異常と事故率に相関はないようである．一部の州では，運転希望者に色覚検査を義務付けており，これらの州の多くは，商業運転者にのみ検査を義務付けている．
運転中の色覚識別の困難さ（交通信号の色の識別困難，交通信号と街灯の混同，ブレーキランプの感知困

国老年医学会&米国運輸省	豪州全国交通委員会	
	自家用車の運転基準	商用車の運転基準
齢者が夜間の視力低下を報告する 合，臨床医は眼科および/または 眼の評価を勧めるべきである．評 の結果，夜間視力低下の治療可能 原因が見つからない場合，臨床医 高齢者に夜間，嵐や夕暮れ時など， 度下での運転をしないよう勧め べきである．	運転は昼間のみ	
力・視野の基準を満たせば制限は い．	自家用，商用を問わず，運転者の色覚基準はない．しかし，医師や検眼士は，著しい色覚異常がある運転者に対して，信号機への反応にどのような影響があるか，また，それに応じて運転を適応させる必要があるかについて助言するべきである．注意：この基準は，通常の道路規則と条件の範囲内での運転にのみ適用される．色覚の基準は，特定の運転作業に対するリスクアセスメントに基づいて正当化されることがある．	
力に支障がないように抑制するべ である．		
力・視野の基準を満たせば制限は い．	眼振は視力を低下させることがある．眼振のある運転者は，視力基準を満たす必要がある．運転への適性に関係する他の問題がないことを確認するため，基礎疾患を十分に評価する必要がある．先天性眼振のある人は，安全運転するための対処法を身につけている可能性があり，適切な専門家による個別の評価を受ける必要がある．	

告されているが，色覚障害が重大な運転上の危険をもたらすとは考えられない．交通信号の位置が
化されたことにより，色覚異常者は位置に基づいて交通信号を正しく解釈することができるよう
った．臨床医は，高齢者に横向きの信号機の位置は左から右に赤，黄，緑であるとアドバイスをす
よい．

〈岩井智子，堀川悦夫〉

索 引

■あ行

アルコール	75
アルツハイマー型認知症治療薬	73
暗順応	56
安全運転	7
安全運転サポート車	157
安全運転相談	15
安全運転相談ダイヤル	15
イオフルパン（^{123}I）注射液	76
一定の病気	132
移動支援サービス	89
インスリン	75
植込み型除細動器	132
運転外来	63
運転期間延伸	108
運転技能と脳機能	45
運転禁止	69
運転再開	131, 138
運転シミュレータ	141
運転断念勧告	81
運転適性検査器	139
運転ドック	16
運転パフォーマンス	71
運転頻度	20
運転補助装置	150
運転リハビリテーション	108
運動学的要因	29
運動協調フィットネス	37
運動実行速度	34
運用基準	132
エピソードバッファ	2
オーバーフロー	2
オピオイド鎮痛薬	74, 76
オレキシン受容体拮抗薬	71
音韻ループ	2

■か行

外因性フィードバック	53
改正道路交通法	87
改訂長谷川式認知症スケール	97
各都道府県警察・公安委員会	81
確認書	81, 83
仮想運転テスト	47
画像検査	122, 123
下腿三頭筋	29
カルバマゼピン	77
加齢	120
過労	134
危険運転の予測因子	45
休職	130
共同運動パターン	31
禁煙補助薬	75
筋機能	32
空間性ワーキングメモリ	7
空間方位テスト	7
くも膜下出血	119
グリニド薬	75
車いす搬入出装置	156
グレープフルーツジュース	77
形態覚	54
軽度認知機能低下	40
軽度認知障害	5
刑法	136
血中アルコール濃度	75
健康寿命	28
健康診断	136
言語性のワーキングメモリ	6

言語性ワーキングメモリ	2, 6		失語症検査日本語版	92
公安委員会	135		実車指導	138
抗うつ薬	71		実車評価	122, 138
高次脳機能障害者	138		失神	132, 133
抗精神病薬	71		失神前	132
交通空白地有償運送	162		指定自動車教習所	138
交通事故統計	19		自動車損害賠償補償法	136
交通事故統計データベース	19		自動車免許センター	81
交通事故の危険性	18		視能	52
交通事故の被疑薬	70		シメチジン	76
抗てんかん薬	73, 121		視野	57
抗ヒスタミン薬	74		斜視	57
抗不安薬	70		視野障害	61
高齢運転者	18		視野障害部位別フローチャート	64
高齢運転者支援サイト	14		車両改造	150
高齢運転者対策	16		就業環境	135
高齢運転者による交通事故	10		重傷化	18
高齢者講習	10		周辺視野	7, 80
コース立方体組み合わせテスト	95		準道路交通曝露量	20
コリンエステラーゼ阻害薬	73		消化器疾患	133
コントラスト感度	58		衝撃耐性	24
			乗降支援装置	156
■さ行			上体起こし	27
最小視角	54		職業運転者	130
最小分離閾	54		神経心理学的検査	
作業療法士	134			122, 123, 135, 139
サポートカー限定免許	14		心血管フィットネス	36
産業医	129		心疾患	133
視覚・空間的スケッチパッド	2		深視力	57
視覚サイクル	57		人身事故	18, 19
視覚障害	61		心臓交感神経	87
視覚パターンスパンテスト	7		身体機能	26
自家用有償運送	161		新体力テスト	27
視機能	61		診断書	11
事故当事者	18		心肺フィットネス	34
事故当事者率	19, 21		衰弱	26
事故内容別事故当事者率の年齢			睡眠薬	70
層間比較	21		数字スパン	6
姿勢保持具	156		ストレス	134

項目	ページ
スルホニル尿素（SU）薬	75
静止視力	54
誓約書	81, 82
脊髄損傷（spinad cord injury：SCI）	113
前頭前野背外側領域	5
前頭葉機能	87
操作（処理）	1
速度感	7

■た行

項目	ページ
第2種免許	132
第一次視覚野	52
第一当事者	20
体調変化	133
第二当事者	20
体力	34
タクシー運転者	133
多重課題（マルチタスク）	2
知覚–行動サイクル	53
注意医薬品	69
中心視	7
長期記憶	1
低血糖発作	75
てんかん	73
統合（バインディング）	2
当事者別運転者死亡重傷率の年齢層間比較	22
動体視力	55
疼痛治療薬	74
糖尿病治療薬	75
道路交通法	132, 136
道路標識	85, 86
特徴バインディングテスト	7
突発的睡眠	72
ドパミンアゴニスト	72
ドライビングシミュレータ	121, 122, 123, 131
ドライブシュミレータ	63

■な行

項目	ページ
内因性フィードバック	53
ナビマップ	3
日本版BADS遂行機能障害症候群の行動評価	97
日本版RBMTリバーミード行動記憶検査	96
認知機能検査	10
認知症	40
認知処理速度	34
年齢層間比較	19, 21, 22
脳血管障害	119, 130
脳血流	120
脳梗塞	119
脳出血	119
脳卒中	133
脳卒中ドライバーのスクリーニング評価日本版	94
能動的学習	141
脳のメモ帳	1
脳領域	44

■は行

項目	ページ
パーキンソン病治療薬	72
配置転換	131
パクリタキセル	76
バレニクリン酒石酸塩	75
ハングオーバー	71, 77
半側空間無視	135
ヒスタミンH1受容体	74
ヒヤリハット	133
評価者間信頼性	141
標準失語症検査	92
標準注意検査法	96
副作用	69
福祉有償運送	161
復職	130
服薬アドヒアランス	73

不同視	57
プラミペキソール	70, 72
振り向き動作	32
プレガバリン	70, 74, 76
ベンゾジアゼピン（BZ）系薬物	70

■ま行

前脛骨筋	29
マジカルナンバー	3
マルチコンポーネントモデル	2
明順応	56
メディカルソーシャルワーカー	131
免許返納	13, 81
メンタルヘルス	130

■や行

夜間視力	56
薬物	134
薬物相互作用	76
薬物有害反応	69
有効視野	58
横乗り	41

■ら行

リーディングスパンテスト	7
リハビリテーション	131
リファンピシン	77
両室ペーシング機能付き植込み型除細動器	132
量的指標	19
両立支援	129
緑内障患者	62
倫理的・法制度的・社会的課題	4
レーヴン色彩マトリックス検査	95
労働安全衛生法	129
労働基準法	136
労働時間	130
労働人口	129
路上運転テスト	47

ロドプシン	57

■わ行

ワーキングメモリ	1, 3

■B

Behavioural Assessment of the Dysexusective Syndrome (BADS)	97
Behavioural Inattention Test (BIT)	92
BIT 行動性無視検査日本版	92
blood alcohol concentration (BAC)	75
bvFTD	88
BZ 系薬物	76, 77

■C・D

Clinical Assessment for Attention (CAT)	96
dynamic visual acuity (DVA)	55

■E・F

ethical, legal and social issues (ELSI)	4
evidence-based policy making (EBPM)	25
Frontal Assessment Battery (FAB)	97

■G・H・J

GROW モデル	142
Hasegawa's Dementia Scale-Revised (HDS-R)	97
Japanese version of Montreal Cognitive Assessment	97

■K

kinetic visual acuity	55

Kohs Block Design Test	95
KVA	55

■ L・M

Landolt 環	54
MCI	84
MIBG 心筋シンチ	87
Mini–Mental State Examination (MMSE)	84, 97, 135
MoCA	97
MoCA–J	97
Montreal Cognitive Assessment	97

■ P・R

Parkinson's disease（PD）	110
Reven's Colored Progressive Matrices（RCPM）	95
Rey–Osterrieth Complex Figure Test（ROCFT）	95

■ S

Standard Language Test of Aphasia（SLTA）	92
Stroke Driver's Screening Assessment Japanese Version（J–SDSA）	94

■ T

The Rivermead Behavioral Memory Test（RBMT）	96
TMT–B	135
Trail Making Test（TMT）	94
Trail Making Test 日本版（TMT–J）	94

■ V・W

visual ability	52
Wechsler Adult Intelligence Scale（WAIS）	93
Wechsler Memory Scale–revised	96
Wechsler 成人用知能検査	93
Western Aphasia Battery（WAB）	92
WMS–R	96

■ 数字

3 杆法	57

改めて症例から考える高齢者の自動車運転
基礎・臨床・リハビリテーション　　ⓒ

発　行	2024 年 9 月 10 日　1 版 1 刷
編著者	堀　川　悦　夫
	朝　田　　　隆
発行者	株式会社　中外医学社
	代表取締役　青　木　　　滋
	〒 162-0805　東京都新宿区矢来町 62
	電　　話　　（03）3268-2701（代）
	振替口座　　00190-1-98814 番

印刷・製本／横山印刷㈱　　　　　〈SK・YK〉
ISBN978-4-498-22956-3　　　　Printed in Japan

[JCOPY] ＜（社）出版者著作権管理機構 委託出版物＞

本書の無断複製は著作権法上での例外を除き禁じられています．
複製される場合は，そのつど事前に，（社）出版者著作権管理機構
（電話 03-5244-5088, FAX 03-5244-5089, e-mail: info@jcopy.
or.jp）の許諾を得てください．